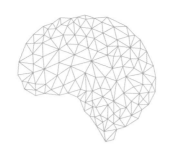

症例で学ぶ

脳卒中の
リハ戦略

―――――
Web動画付
―――――

編集　**吉尾雅春**
千里リハビリテーション病院・副院長

医学書院

症例で学ぶ脳卒中のリハ戦略[Web動画付]

発　行　2018年11月1日　第1版第1刷Ⓒ
　　　　2023年12月1日　第1版第3刷
編　集　吉尾雅春
　　　　よし　お　まさはる
発行者　株式会社　医学書院
　　　　代表取締役　金原　俊
　　　　〒113-8719　東京都文京区本郷1-28-23
　　　　電話　03-3817-5600(社内案内)
印刷・製本　三報社印刷

本書の複製権・翻訳権・上映権・譲渡権・貸与権・公衆送信権(送信可能化権を含む)は株式会社医学書院が保有します.

ISBN978-4-260-03683-2

本書を無断で複製する行為(複写,スキャン,デジタルデータ化など)は,「私的使用のための複製」など著作権法上の限られた例外を除き禁じられています.大学,病院,診療所,企業などにおいて,業務上使用する目的(診療,研究活動を含む)で上記の行為を行うことは,その使用範囲が内部的であっても,私的使用には該当せず,違法です.また私的使用に該当する場合であっても,代行業者等の第三者に依頼して上記の行為を行うことは違法となります.

JCOPY 〈出版者著作権管理機構　委託出版物〉
本書の無断複製は著作権法上での例外を除き禁じられています.複製される場合は,そのつど事前に,出版者著作権管理機構(電話 03-5244-5088, FAX 03-5244-5089, info@jcopy.or.jp)の許諾を得てください.

執筆者一覧

編 集

吉尾雅春 　　千里リハビリテーション病院・副院長（理学療法士）

執筆者（執筆順）

三輪千尋 　　千里リハビリテーション病院（作業療法士）

乾　哲也 　　千里リハビリテーション病院（理学療法士）

森　涼子 　　千里リハビリテーション病院（作業療法士）

田村哲也 　　千里リハビリテーション病院（理学療法士）

中田圭亮 　　千里リハビリテーション病院（理学療法士）

林　敦史 　　千里リハビリテーション病院（理学療法士）

廣谷和香 　　千里リハビリテーション病院（理学療法士）

増田知子 　　千里リハビリテーション病院（理学療法士）

奥河千夏 　　千里リハビリテーション病院（理学療法士）

日置緩子 　　前・千里リハビリテーション病院（作業療法士）

伊藤直城 　　千里リハビリテーション病院（理学療法士）

発刊にあたって

　脳卒中によって脳は相応の障害を受ける．脳卒中患者がみせるさまざまな現象や行動の多くはその脳のなかで手続き処理された結果としての表現である．セラピストたちに対して，脳画像は脳のなかで行われる手続き上の問題やこれからの可能性，病棟生活やリハビリテーションを進めていく上で配慮すべきことなどに気づかせてくれる．

　脳画像や脳科学が発達したいまの時代になっても「理学療法士は現象をみていく仕事だから，画像をみずに現象をみて判断し，アプローチしていくべきである」というセラピストがいる．確かに現象をしっかりみるべきであるという主張は間違ってはいない．しかし，それは1950年前後の反射生理学が主流であったころの主張にほかならない．脳のなかの状況がかなり可視化されたいまの時代にあって，その原因が脳にあることが明らかであれば，脳画像をみてその原因を探って対処していくことは何ら間違ってはいない．高熱が出たとき，その原因を明らかにしようとせず，ただ解熱剤だけを投与して治療を終える医師を信頼はしないだろう．脳のことが分からなければ，あるいは脳画像をみても判読できなければ，画像をみる価値はない．脳が分かるような学習を，教育をすればよいだけのことである．脳の機能解剖が分かれば脳画像をみる意味が分かるはずである．

　脳のなかで行われる手続き上の問題やこれからの可能性，配慮すべきことなどを画像からある程度考察することができるのであれば，評価やプログラム立案のときに相当な手助けになる．高次脳機能障害も障害名をつけることが重要なのではなく，脳のシステムの手続き上の問題に目を向けて，なぜいまの問題が生じているのか理解することが本来的である．そのほうが高次脳機能障害をもつ患者へのかかわり方のヒントが得られる可能性も高い．

　前頭連合野は過去やいまを評価し，将来に向けた行動計画を立て，実践していこうとする．つまり潜在的なものを顕在化しようとするのである．脳卒中のリハビリテーションにおける臨床はその連続である．脳のなかでおきている問題を理解しながら実践することは，脳卒中患者の潜在能力を顕在化できることにつながる．その可能性の広がりは脳の知識を保有したセラピストたちの前頭連合野の機能によるといっても過言ではない．

　そして何よりも大切なのは彼らの前頭連合野が発揮する知恵と発想力，そして情熱である．知識としては脳の機能解剖学や生理学が基礎になる．しかし，セラピストたちが活躍する脳卒中の臨床場面は生理学で説明されるような細かい話を追求するものではない．脳出血の拡がりや脳梗塞後の浮腫などをみると，それはもっとザックリと考えていけばよいことがわかる．つまり，脳画像をみて知ることは，こういう問題があるかも，という「可能性」のレベルだからである．そこにセラピストたちの知恵と発想力が活かされ，「生活を営む社会的動物である」人間に向き合う彼らの情熱が結集される．ここに取り上げた若いセラピストたちの取り組みは，間違った理解をしたものも含まれているかもしれないが，とても臨床的で称賛に値するものであると私は考えている．

　本書の発刊にあたり，対象になられた皆様およびご家族にはご理解とご協力を賜り，心から感謝申し上げます．

2018年秋

千里リハビリテーション病院　　吉尾雅春

目　次

1 脳のシステムを学ぶ ……………………………………………… 1

1 視覚経路　三輪千尋 …………………………………………… 2
　1　大脳半球への血液供給 …………………………………… 2
　2　大脳皮質の構造と機能 …………………………………… 2
　3　脳のシステム ……………………………………………… 8

2 視床　乾　哲也 ………………………………………………… 13
　1　視床の概要 ………………………………………………… 13
　2　視床の位置と分類 ………………………………………… 13
　3　視床の血管支配 …………………………………………… 19
　4　視床放線と内包 …………………………………………… 19
　5　視床の脳画像の読影のポイント ………………………… 21

3 大脳基底核のネットワーク　乾　哲也 ……………………… 22
　1　大脳基底核の概要 ………………………………………… 22
　2　大脳基底核の機能 ………………………………………… 23
　3　基本回路 …………………………………………………… 24
　4　被殻の血管支配 …………………………………………… 27
　5　被殻出血 …………………………………………………… 27

4 小脳系のネットワーク　森　涼子 …………………………… 33
　1　はじめに …………………………………………………… 33
　2　小脳の内部構造 …………………………………………… 33
　3　小脳の神経経路 …………………………………………… 33
　column　千里リハビリテーション病院に入院した小脳損傷患者データ ……… 38

5 脳幹　田村哲也 ………………………………………………… 45
　1　脳幹の概要 ………………………………………………… 45
　2　脳幹の脳画像 ……………………………………………… 45
　3　脳幹の解剖 ………………………………………………… 48
　4　脳幹の伝導路 ……………………………………………… 51
　5　脳神経 ……………………………………………………… 53

二 症例 ... 57

16歳男性　Aさん　中田圭亮
重度の意識障害で四肢の動きもありませんでした ... 58

60歳代男性　Bさん　林　敦史
姿勢制御障害と左半側空間無視が起きた脳のメカニズムは？ ... 78

60歳代女性　Cさん　三輪千尋
出血部位と症状がマッチしないんです！ ... 90

50歳代女性　Dさん　森　涼子
易怒性があり，どんな行動をとるか予測できません！ ... 100

70歳代前半女性　Eさん　廣谷和香
内包後脚損傷で，全盲もあります ... 112

73歳男性　Fさん　田村哲也
立位で容易に膝折れが出現．長下肢装具は必要か？ ... 126

60歳代女性　Gさん　増田知子
重度片麻痺，発症から1年2か月経過．歩いてハワイ旅行は実現可能か？ ... 139

64歳女性　Hさん　奥河千夏
介助に強い拒否感があります．打開のカギは？ ... 150

62歳女性　Iさん　廣谷和香
重度右片麻痺患者．発症後11か月が経過しています ... 162

65歳男性　Jさん　日置緩子
重度の運動麻痺残存．それでもギターが弾きたいんです！ ... 179

86歳男性　Kさん　伊藤直城
理学療法の目標は，歩行獲得……なのか？ ... 195

索引 ... 207

本書の付録Web動画の使い方

　本書の付録として，関連する動画をPC，iPad，スマートフォン(iOS，Android)でご覧いただけます(フィーチャーフォンには対応していません)．下記URLからアクセスしてください．ログインのためのID，PASSは下記の通りです．

http://www.igaku-shoin.co.jp/prd/03683/

ID：stroke
PASS：3chm25xt

・動画を再生する際の通信料(パケット通信料)は読者の方のご負担となります．パケット定額サービスなどに加入されていない場合，多額のパケット通信料を請求されるおそれがありますのでご注意ください．

・配信される動画は予告なしに変更・修正が行われることがあります．また予告なしに配信を停止することもありますのでご了承ください．

・動画は書籍の付録のため，ユーザーサポートの対象外とさせていただいています．ご了承ください．

・動画は一部を除き音声がありません．

略語一覧

BBS	Berg balance scale	バーグバランススケール
BI	Barthel index	バーセルインデックス
BIT	behavioural inattention test	行動性無視検査
BRS	Brunnstrom stage	ブルンストロームステージ
CBS	Catherine Bergego scale	
DTR	deep tendon reflex	深部腱反射
FAB	frontal assessment battery	前頭葉機能検査
FIM	functional independence measure	機能的自立度評価法
GCS	Glasgow coma scale	グラスゴー昏睡尺度
JCS	Japan coma scale	日本昏睡尺度
MAS	modified Ashworth scale	修正アシュワーススケール
MMSE	mini mental state examination	ミニメンタルステート検査
MMT	manual muscle test	徒手筋力検査
NIHSS	national institutes of health stroke scale	
SARA	scale for the assessment and rating of ataxia	
SCP	scale for contraversive pushing	プッシングスケール
SIAS	stroke impairment assessment set	
SLR	straight leg raising	下肢伸展挙上
TMT	trail making test	
TUG	timed up and go test	
VF	videofluorography	嚥下造影検査
WAIS-R	Wechsler adult intelligence scale-revised	

脳のシステムを学ぶ

脳のシステムを学ぶ 1

視覚経路

1 | 大脳半球への血液供給

大脳半球は，下記の動脈によって栄養されています（図1-1）．

- **前大脳動脈（ACA）**：前頭葉から頭頂前部に至る脳の前内側面のほぼ全域の皮質に血液を供給します．
- **中大脳動脈（MCA）**：主に大脳半球の外側面の血液を供給します．眼窩回，中前頭回，中心前回と中心後回，下頭頂小葉，上側頭回，中側頭回，下側頭回，外側後頭側頭回などを栄養し，また，レンズ核線条体動脈に分岐し，大脳基底核と内包に血液を供給します．
  右MCAの梗塞では，左片麻痺，感覚障害，強い半側空間無視が生じます．
- **後大脳動脈（PCA）**：側頭葉下内側部皮質（下側頭回）や後頭葉皮質（後頭葉），上頭頂小葉に血液を供給します．後大脳動脈からは後内側中心枝（視床穿通動脈）と後外側中心枝（視床膝状体動脈），後脈絡叢動脈が分岐し，視床などに血液を供給します．
- **前脈絡叢動脈**：内頸動脈の枝です．淡蒼球，被殻，視床（外側膝状体の一部），内包後脚，海馬に血液を供給します．レンズ核線条体動脈や前脈絡叢動脈のラクナ梗塞では，臨床症状として反対側の片麻痺が起こります．

2 | 大脳皮質の構造と機能

大脳皮質は外側溝（シルビウス裂），中心溝，頭頂後頭溝によって，前頭葉，頭頂葉，後頭葉，側頭葉と，これらの奥に隠れている島とに分けられます（図1-2[1]，1-3）．

2-1 前頭葉

前頭葉は中心溝より前部を指し，随意運動の企図と実行，精神活動，運動性言語などにかかわります．上下の前頭溝により，上中下の3つの前頭回が区画され，さらに，外側溝から上方に伸びる短い前枝と上行枝により，下前頭回は眼窩部，三角部（45野），弁蓋部（44野）の3つの領域に分けられます．弁蓋部にはブローカの運動性言語中枢（44野，45野）が存在します．前頭葉の後方を縦に走る中心前溝と中心溝の間の脳回を中心前回

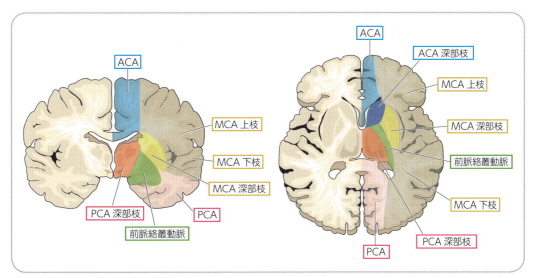

図 1-1 | 大脳半球への血液供給

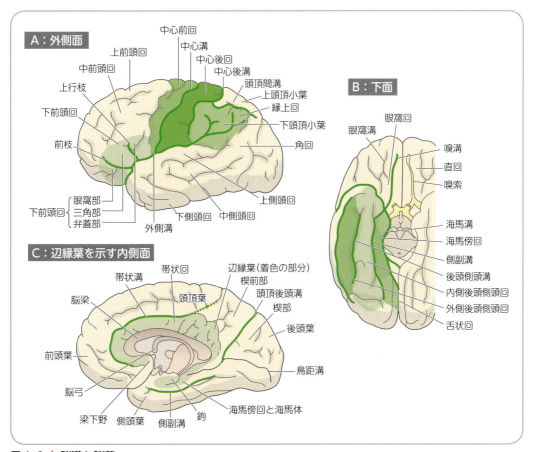

図 1-2 | 脳溝と脳葉
〔原寛美,吉尾雅春(編):脳卒中理学療法の理論と技術,第2版.p.4, MEDICAL VIEW, 2016 より改変〕

視覚経路 | 3

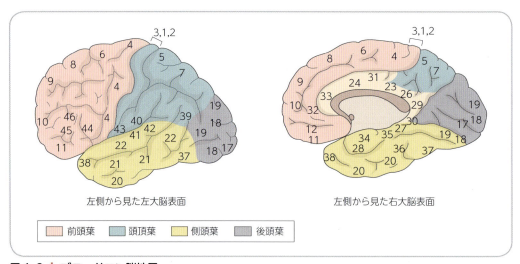

図 1-3 | ブロードマン脳地図
図中の番号はブロードマンエリアを示す.

といい，ここに一次運動野(4野)があります．一次運動野の直前に運動前野(6野)があり，大脳半球内側面では補足運動野に続いています．補足運動野の刺激によって引き起こされる運動は，体幹や四肢の近位筋の運動を含むものであって，姿勢に強く関与します．補足運動野の損傷は，自発的な運動の開始に困難をもたらす一方で意図しない運動の発現(他人の手症候群)をもたらします．また，両手の協調動作にも重篤な障害をもたらします．

運動前野の直前に位置する前頭眼野(8野)は両眼の眼球の意識的な共同運動のコントロールに関与します．**一側の前頭眼野が損傷されると，左右の眼球がともに損傷側に向かって偏位します．**

前頭葉の最吻側部は前頭前野(9野，46野)です．前頭前野は認識，計画，判断，予測など高次脳機能に関与すると考えられており，頭頂葉，側頭葉，後頭葉において上縦束という連合線維によって線維連絡しています．

前頭前野は解剖学的に，背外側面，眼窩面，内側面(前帯状回)の3つの部分に分かれます(**図 1-4**)．これらの各領域は異なる神経回路を形成しているため，それぞれ違った役割を担っています[1,2]．

- **背外側前頭前野(8, 9, 10, 46, 45野)の障害**：背外側部下部(46野，10野)は側頭葉から視覚，聴覚関連の「何」に関する情報(what経路)を受け，背外側部上部(9野，8野)は頭頂葉から体性感覚および視覚空間関連の「どこ」に関する情報(where経路)を受けます．これらは空間およびワーキングメモリに関与すると考えられ，**この部位の障害では注意集中・注意制御機能の低下，遂行機能・計画性・判断力の低下が生じます．**

  言語理解では特に長文節においての理解にかかわっています．長文理解はワーキングメモリを使い，前文を記憶にとどめ，整理しながら読み進めるといった処理過程を必

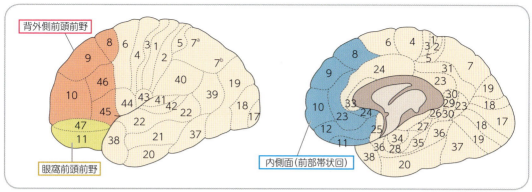

図 1-4 ｜ 背外側前頭前野，眼窩前頭前野，内側面（前帯状回）

要とするためです．

情動面の問題としては，「我慢ができない」「自発性に乏しい」「関心や興味が乏しくなる」などの情動，精神機能面の問題が生じます．

- **眼窩前頭前野（47, 11 野）の障害**：前頭前野眼窩部は大脳辺縁系との連携があるため辺縁系の活動の調整，統合に障害が生じます．この部位の障害では，抑制力の低下によって衝動的な行動が抑えられなくなります．性急さや爆発的，攻撃的，怒りっぽい，不適切な言動などが自己制御できず，それにより適切でないことを意識してはいますが，それを抑えることができなくなります．また，すぐに気が散って本来の行動が中断したり，周囲に対する配慮に欠け，相手の気持ちを読む力，感情移入などが損なわれるなどの問題が生じます．

- **内側面（8, 9, 10, 12, 23, 24, 11 野の内側面）の障害**：この部分に関係するのは帯状皮質と補足運動野です．帯状皮質や補足運動野は情動や感情にかかわる運動の発現に関与する部分であるため，この領域の障害によって発動性の低下，意欲低下，発語量低下，無関心，無感動などの症状がみられます．また，前部帯状回と視床との連絡が絶たれることにより無関心状態に，片方の帯状回の障害により運動無視が生じるといわれています[3]．

2-2　頭頂葉

体性感覚野（3, 2, 1 野）と頭頂間溝上部の上頭頂小葉（5, 7 野），下頭頂小葉（角回 39 野，縁上回 40 野）で構成されています．頭頂葉の機能として，位置判断・情報説明，体性感覚の統合，動作の誘導と選択，動作イメージの形成，空間への対処，抽象化・概念化があげられます．そのため障害されると，地誌的障害，操作の障害，運動視の障害，視覚性運動失調，視覚的・空間的注意の障害（視空間失認）が生じます．

視床外側腹側核および後内側腹側核から一次感覚野に送られた感覚情報は，上頭頂小葉 5 野で四肢の肢位と皮膚感覚，さらに下頭頂小葉 40 野で物体・立体認知の処理を，そして，上頭頂小葉 7 野で体性感覚と視覚情報とを統合し，下頭頂小葉 39 野で身体・空間

認知として処理されます．それらの感覚情報は対側の感覚野や視床，脊髄後核などのほか，運動野，運動前野，補足運動野，前頭前野などさまざまな部位と出入力しています．

頭頂連合野は視床後外側核(LP)と視床枕(Pul)からも空間についての情報を受け取ると考えられています．前庭神経核からの信号は橋で交叉して反対側の視床腹側中間核(Vim)に向かい，頭頂間溝後下部あたりの頭頂島部前庭皮質と上側頭回後部に投射し，空間感覚や身体のバランスの機能を担っています．したがって，**頭頂連合野が障害されると姿勢定位の問題を生じる**ことになります．

優位半球の下頭頂葉障害では，失語，ゲルストマン症候群，失読，観念運動失行，観念失行が生じます．一方，**劣位半球の障害では半側空間無視，姿勢・身体図式障害，半側身体失認，病態失認，地誌的記憶障害などが生じます．**また，頭頂葉の内側面にある楔前部といわれる部分は視空間イメージに関与し，**この部分の障害でも空間的定位の障害，姿勢制御の問題が生じます．**

2-3　側頭葉

外側溝より下方に存在し，聴覚や聴覚性言語，視覚性認知にかかわります．側頭葉の外側面を横走する上下の側頭溝により上中下の側頭回に分けられます．一次聴覚野(41，42野)は上側頭回，横側頭回にあります．

一次聴覚野の障害では皮質聾となり音を音として認識できなくなります．上側頭回の後部には感覚性言語野(ウェルニッケ野，22野)があり，**感覚性言語野の障害では，音を聞き発語はできるが音声言語の意味を理解できなくなります．**そのため，発話は流暢ですが，錯語や錯文法，造語などにより，意思疎通に問題を生じます．

側頭葉のなかで一次聴覚野を除いた領域を側頭連合野といいます．側頭連合野は，後述する視覚情報処理に関連する後頭葉と連動して，物体認識や記憶にかかわっており，**その障害では視覚性失認が出現します．**優位半球の障害では物体失認が出現し，物体は見えているが側頭連合野で保存されている過去の記憶との照合ができないため，物体が何であるかわからなくなります．同様に，劣位半球の障害では，人の顔が認識できなくなる相貌失認が出現します．

側頭葉底面(図 1-2B, C)には，後頭側頭回，海馬，扁桃体，辺縁系連合野38野があります．これらは報酬・情動・記憶にかかわる部位です．後頭側頭回は紡錘状回ともいいます．海馬は記憶の中心で，大脳基底核ループのなかの辺縁系ループにかかわっており，報酬や意思決定などの動作に大きく関係します．扁桃体は情動，情動記憶の獲得と強化と想起に関係しています．これらの部位に加えて腹側線条体，腹側被蓋野など全ての領域が辺縁系連合野38野と相互に連絡しています．視床神経核や高次感覚野および他の皮質連合野から情報を受け，皮質下の辺縁系領域に投射しています[4]．

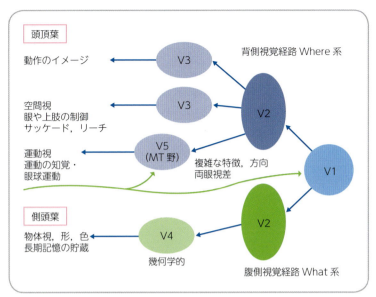

図 1-5 ｜ 視覚情報の処理過程
V：visual cortex（視覚野），MT：middle temporal.

2-4　後頭葉

　頭頂後頭溝より後部の脳葉で，鳥距溝を挟んで一次視覚野（17野），その周囲の二次視覚野（18野），視覚連合野（19野）から構成されます．網膜からの情報は外側膝状体を介し上下左右反転した状態で一次視覚野に反映されます．二次視覚野は一次視覚野からの視覚情報を解釈するとされ，対象物の認知同定に重要な働きをします．視覚連合野はさらに複雑な視覚認識，空間認知にかかわり，前述の視覚情報処理の2つの起点となります．1つは視覚対象が何であるか（what）を判断する腹側経路，もう1つは視覚対象の空間の位置関係（where）を判断する背側経路です[5]（**図 1-5**）．

　一側の一次視覚野が障害されると，同名半盲が出現します．広汎な両側の障害ではアントン症候群が出現し，患者は目が見えていないことを否定し，あたかも見えているかのように振る舞うなどの症状がみられます．

2-5　島

　外側溝の深部にある皮質を島（insula）と呼びます（**図 1-6**）[3]．島は前頭葉，側頭葉および頭頂葉の一部である弁蓋と呼ばれる領域によって覆われています．その機能区分にもとづき，前部と後部に分けられ，島前部は視床や扁桃体と連絡し，行動発現や注意機能（on-off），感情（喜・怒・哀・恐怖・嫌）や感情を伴う自律神経反応に関する活動がみられます．また，島後部は二次体性感覚野と相互に連絡し，前庭感覚にかかわります．そのため，**pushing 現象が生じる責任病巣の1つであるといわれています**．また，言語の聴覚系情報処理にもかかわっています．

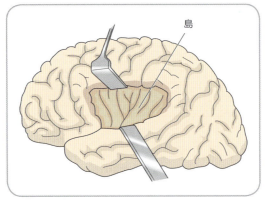

図 1-6 ｜ 島

　自律神経系の役割としては，右島皮質が交感神経系に，左島皮質が副交感神経系に関与しており，主に心血管制御をつかさどるとされています．

3 ｜ 脳のシステム

3-1　皮質間ネットワーク

　脳はさまざまな部位が神経線維で結ばれる皮質間ネットワーク[3,6~8]を構成しています．神経線維には，脳の上下を結ぶ投射線維，半球内を結ぶ連合線維，半球間を結ぶ交連線維があり，これらを介してさまざまな神経回路が形成されています．

▶ 投射線維

　上行・下行する長い神経線維群のことです．
- **皮質脊髄路**：運動野から出て内包の後脚をとおり，大脳脚の中央部，橋を経て延髄底部へ達します．体幹や四肢の骨格筋の随意的な運動のコントロールを行います．
- **視床皮質路**：視床から皮質に向かう求心路．
- **放線冠**：髄質中の神経線維が内包を中心に皮質の方向に扇のように広がっている部位．扇の要の部分が内包にあたります．
- **視放線**：外側膝状体から一次視覚野に向かう視覚路の神経線維束．
- **聴放線**：内側膝状体から横側頭回に向かう聴覚路の神経線維束．
- **内包**：終脳と間脳以下の部分とを結ぶ神経線維がとおる部分．中脳の大脳脚に続きます．
- **外包**：前障とレンズ核の間の白質からなる薄板．

▶ 交連線維（図 1-7A）

　左右の大脳半球を連絡する神経線維のことです．

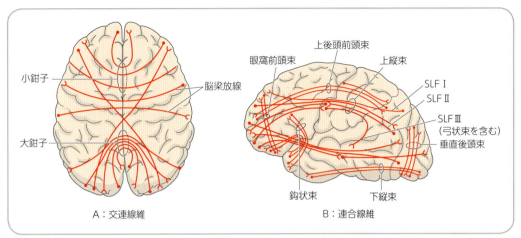

図 1-7 | 主要な脳梁(交連線維)と連合線維
A：交連線維：半透明に描いた脳の上面．B：連合線維：左半球の外側面．

- **脳梁**：左右の大脳半球を広く結ぶ白質束．脳梁吻，脳梁膝，脳梁幹，脳梁膨大から構成されます．
- **前交連**：脳梁吻の下部にある白質束．左右の嗅脳系あるいは海馬傍回などを結ぶ交連線維束です．

▶ 連合線維(図 1-7B)

同側の大脳半球内を連絡する神経線維のことです．

- **上縦束(superior longitudinal fasciculus；SLF)**：島の上を前後方向に走行しており，前頭葉と頭頂葉および側頭葉とを連絡しています．SLFはその起始と経路により，さらに下記の3つに分類されます．
- ・SLF Ⅰ：上頭頂小葉と背側運動前野，補足運動野を連絡します．身体部位の位置を認識し，運動制御にかかわっていると考えられています．
- ・SLF Ⅱ：下頭頂小葉と前頭前皮質背外側部，補足運動野を連絡します．空間感覚と視覚，眼球運動機能にかかわり，視覚空間認知に関する情報を伝えます．
- ・SLF Ⅲ：下頭頂小葉(縁上回)と6野(腹側運動前野)，9野(前頭前野背外側部)，46野(前頭前皮質)，44野(弁蓋部)などを連絡します．動きの模倣にとって重要なミラー神経を含み言語やジェスチャーの構成要素となります．
- ・弓状束(arcuate fasciculus；AF)：SLF Ⅲの一部．上側頭回尾側部と前頭前皮質背外側部(6, 8, 9, 46野)などを連絡します．ウェルニッケ野とブローカ野とを連絡していることから，**この経路が損傷されると伝導性失語が生じます**．伝導性失語は音声言語の理解，算出はできますが聞いた言葉を反復することができなくなります．
- **下縦束(inferior longitudinal fasciculus；ILF)**：視覚連合野(19野)と下側頭回(20野)，側頭極(39野)とを連絡します．その一部は鉤状束を経由して11野や47, 12野に達します．視覚対象が何であるか(what)を判断する腹側経路です．区別や記憶，顔認証に

表 1-1 | CCAS の臨床的特徴

	臨床的症状
遂行機能障害	プランニングの障害，セット転換・抽象的思考，作業記憶，言語流暢性 ➡前頭葉の背外側前頭前野(DLPFC)と関連
空間認知障害	視空間の統合障害，視空間記憶の障害 ➡運動前野と関連
言語障害	プロソディの障害，失文法，軽度の失語を含む言語障害 ➡左半球の認知行動抑制回路と関連
感情障害	情動の平極化，脱抑制，易怒性など，不適切な行動を特徴とする人格障害 ➡前頭前野内側面・眼窩野・帯状回と関連

関与します．

- **鉤状束(uncinate fasciculus)**：外側溝を鉤状にまわり，海馬傍回とその周囲と眼窩および内側前頭葉前部皮質(10, 11, 13, 14, 25 野)とを連絡します．音声認識，物体認識，認識記憶と情動抑制の自己調整や学習に関係します．
- **帯状束(cingulum)**：大脳辺縁系の連合線維であり，帯状皮質(29, 30, 31 野)と眼窩前頭前野(11 野)とを連絡しています．行動における動機や感情に関与し，空間のワーキングメモリにも関与します．

3-2　大脳小脳神経回路

　一般的に小脳の役割は，企図運動に対しての微調整（運動の実行に対してのフィードバックを受け，そこに対して筋収縮の順番や出力の調整）が最も有名です．**これが障害されると運動失調が出現します**．また，**小脳の認知ループというものも存在し，これが障害されたときに現れる症状のことを小脳性認知情動症候群(cerebellar cognitive affective syndrome；CCAS)と呼びます**．CCAS の臨床的特徴としては，遂行機能障害，空間認知障害，言語障害，感情障害があげられます(表 1-1)．

　これらの症状は，前頭前野 46 野と小脳虫部の線維連絡があるために引き起こされるとされます．前頭前野は注意の転換など前頭前野全体を統括するような役割があり，そのためこの経路のどこかで問題が起こることでさまざまな認知機能の低下が生じると考えられます(図 1-8)．

3-3　基底核系ネットワーク

　大脳基底核の主要な入力核である線条体には，運動，感覚，認知，情動など，多種多様の大脳皮質由来の情報が入力していますが，特に前頭葉皮質(運動関連領野，前頭前野)から線条体に入力した運動情報や認知情報は，大脳基底核で処理され，その出力核である淡蒼球内節と黒質網様体から視床を介してもとの皮質領野に戻るループ回路を形成します(「大脳基底核」の章の図 3-3，p.25 を参照)．

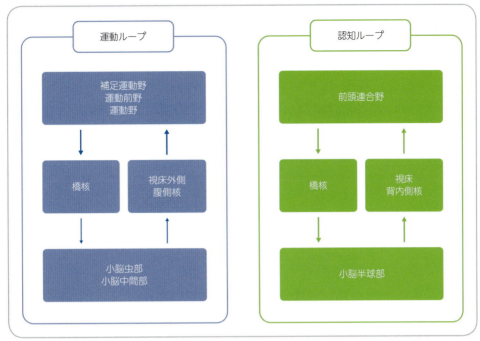

図 1-8 | 大脳小脳神経回路

3-4 視覚系ネットワーク

　大脳皮質における視覚情報処理には，2つの並列な経路が存在します[9]．視覚野から頭頂葉に至る背側視覚経路と，視覚野から側頭葉に至る腹側視覚系路です．前者は物体の視覚的位置情報の処理に，後者は，物体の視覚的形態情報の処理に関連しています（**図 1-9**）．

▶ 背側視覚経路

　背側視覚経路は頭頂-後頭連合皮質に投射します．この経路は動きや対象と対象の間の空間的位置関係，身体と視覚刺激の間の空間的位置関係を解析することによって「どこに(where?)」の質問に答えます．背側視覚経路のうち，頭頂葉の下部へ向かう腹背側の流れは，対象の位置や運動を意識にのぼるかたちで処理し，対象の存在を意識することとかかわります．また，頭頂葉の上部へ向かう背背側は，対象の位置や運動，形の情報をあまり意識にのぼらないかたちで処理し，行為を直接コントロールしており，前頭葉，特に運動前野との間のネットワークにより，状況に則した運動のプログラミングに貢献しているといわれています．**背側視覚経路が障害されると半側空間無視や姿勢定位障害**が生じ，「空間に注意が向かない」「空間に対する姿勢定位が困難になる」「物にうまくリーチできない」「動いているものを目で追いかけてつかむことができない」「遠近感の障害により奥行がつかめず，階段を上手く降りることができない」などの問題が生じます．

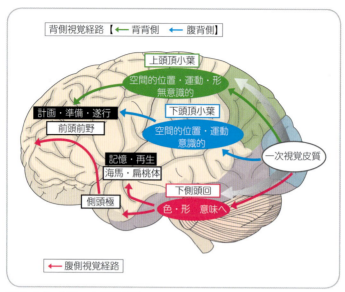

図1-9 ｜ 大脳での視覚経路システム

▶ 腹側視覚経路

　側頭葉へ向かう腹側視覚経路は後頭側頭連合皮質に投射します．この経路は，色彩，顔貌，文字，幾何学模様，街並みなどの視覚刺激を対象の形や色の情報を意識にのぼるかたちで処理し，情報を解析することによって「なにを(what?)」の質問に答え，それが何であるかを認識することにかかわります．これらの情報は側頭前部にある扁桃体，海馬，38野である辺縁系連合野に送られ，さらに鉤状束を介して前頭連合野に送られ，好き・嫌い，快・不快などの処理や物に合わせた手の形をつくるなどの判断がなされます[7,10]．

引用・参考文献

1) 原寛美，吉尾雅春(編)：脳卒中理学療法の理論と技術．第2版．pp.2-26，MEDICAL VIEW，2016
2) 重野幸次：前頭前野をめぐって―何故いま前頭前野なのか 臨床的側面 脳血管障害と前頭前野．Clinical Neuroscience，23(6)：664-669，2005
3) ハル・ブルーメンフェルト：ブルーメンフェルト カラー神経解剖学．pp.293-303，西村書店，2016
4) ジョン・H・マーティン，野村嶬ほか(監訳)：カラー神経解剖学 第4版．pp.309-334，西村書店，2015
5) 平山和美：高次脳機能障害の理解と診察．pp.73-74，中外医学社，2017
6) Mathias Bahr，Michael Frotscher：神経局在診断．pp.330-394，文光堂，2010
7) Goodale MA, et al：Separate visual pathways for perception and action. Trends Neurosci, 15(1)：20-25, 1992
8) Schmahmann JD, et al：Association fibre pathways of the brain：parallel observations from diffusion spectrum imaging and autoradiography. Brain, 130：630-653, 2007
9) Mishkin M, Ungerleider LG：Contribution of striate inputs to the visuospatial functions of parieto-preoccipital cortex in monkeys. Behav Brain Res, 6(1)：57-77, 1982
10) Turlough F, et al, 井出千束(監訳)：臨床神経解剖学．原著第6版．医歯薬出版，2013

脳のシステムを学ぶ 2

視床

1 視床の概要

　視床(thalamus)は，脳の中心部にあり，多くの領域から感覚・運動系の入力を受ける部位です．大脳皮質に投射する大半の神経回路は視床を介し，視床は単なる中継核ではなく大脳皮質の機能に深く関係しています．なお，視床は視床下部や視床上部とともに間脳の一部とされます．

2 視床の位置と分類

　視床の核群は，内側髄板によって内側核群，前核群，外側核群，視床後部の4群に分けられます．視床後部は内側膝状体，外側膝状体があります．
　視床核は大脳皮質と視床核の主な線維結合様式によって，中継核，連合核，辺縁系核，髄板内核群，その他に分類されます（表2-1）[1]．位置と分類については図2-1，また各視床核の主な線維結合は図2-2に示します[1,2]．

2-1 後腹側核（VP）

　後腹側核（ventral posterior nucleus；VP）は，後外側腹側核（ventral posterolateral nucleus；VPL）と後内側腹側核（ventral posteromedial nucleus；VPM）に分けられます．VPLは内側毛帯，脊髄視床路，一次体性感覚野から入力を受け，一次体性感覚野に投射します．一方，VPMは三叉神経核，孤束核，一次体性感覚野から入力を受け，一次体性感覚野，味覚野に投射します．VPL・VPMは外側脊髄視床路の中継核であり，一次体性感覚野や二次体性感覚野に投射し，主に触覚，深部圧覚，温度覚の情報を伝達し，かつ痛みの感覚と識別にも関与しています．

2-2 外側膝状体（LG）

　外側膝状体（lateral geniculate body；LG）は視索，一次視覚野から入力を受け，一次視覚野に投射します．**LGは視覚を伝える視床核の最大のもの**であり，両側の網膜から伝

表 2-1 | 視床核の主な線維連合

	視床核	入力	出力
中継核	後外側腹側核(VPL)	内側毛帯, 脊髄視床路, 一次体性感覚野	一次体性感覚野
	後内側腹側核(VPM)	三叉神経核, 孤束核, 一次体性感覚野	一次体性感覚野, 味覚野
	視床腹中間核(Vim)	小脳核, 前庭神経核	一次運動野, 頭頂葉, 島皮質
	外側膝状体(LG)	視索, 一次視覚野	一次視覚野
	内側膝状体(MG)	下丘, 一次聴覚野	一次聴覚野
	前腹側核(VA)	黒質網様部, 淡蒼球内節, 前頭前野	前頭前野
	外腹側核(VL)	黒質網様部, 淡蒼球内節, 小脳核	一次運動野, 前頭前野
連合核	背内側核(MD)	扁桃体, 黒質網様部, 淡蒼球腹側, 前頭前野	前頭前野
	後外側核(LP)	上丘, 頭頂連合野	頭頂連合野
	視床枕(Pul)	視蓋前域, 上丘, 後頭連合野	頭頂・後頭・側頭連合野
辺縁系核	前核群(A)	乳頭体, 帯状回, 海馬台	帯状回, 海馬台
	背外側核(LD)	視蓋前域, 帯状回, 海馬台	帯状回, 海馬台
その他	髄板内核群(IL) 正中心核(CM) 束傍核(PF)	運動野, 小脳, 淡蒼球, 脊髄, 脳幹網様体	一次運動野, 頭頂連合野, 線条体
	視床網様核(TR)	視床皮質路, 皮質視床路	他の神経核
	後核群(PO)	脊髄視床路, 三叉神経視床路, 上丘, 体性感覚野	島皮質とその尾側領域

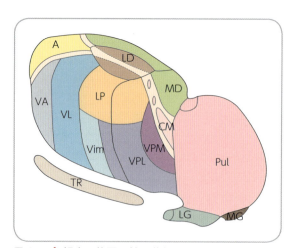

図 2-1 | 視床の位置と核の分類

えられる情報を大脳皮質の一次視覚野に送っています.

2-3 内側膝状体(MG)

内側膝状体(medial geniculate body;MG)は下丘, 一次聴覚野から入力を受け, 一次

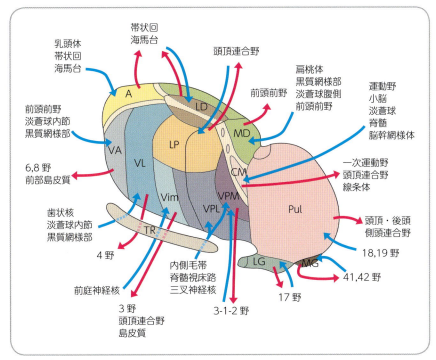

図 2-2 ｜ 視床核の主な線維結合

聴覚野に投射します．**聴覚の中継核であるため，聴覚機能に関与**しています．

2-4　視床腹側中間核（Vim）

　視床腹側中間核（ventro-oralis intermedius；Vim）は，外側腹側核（VL）と後腹側核（VP）の間に位置しており，小脳核と前庭神経核から線維を受け，一次運動野や頭頂葉，島皮質に投射します．**この核の障害では視床性失立症（thalamic astsia）が生じます**．

　視床性失立症は筋力低下や小脳失調を伴わない姿勢保持の調節障害のことで，具体的には自覚性視性垂直位（subjective visual vertical；SVV）の偏位などが認められます．

　Vim は前庭核から上行し，視床後外側核群を経て頭頂-頭部の前庭皮質（parieto-insular vestibular cortex；PIVC）に至る神経線維が重要となります．この神経線維は脳幹内で交叉する線維と同側性に視床を投射する線維とがあります．経路の詳細については図2-3 を参照してください．

　前庭入力を受ける大脳皮質には，頭頂島前庭皮質（PIVC），体性感覚野の背外側部（3a野），2v 野，腹側頭頂間野（VIP），内側上側頭野（MST），前頭眼野（FEF）などがあります．ヒトを対象とした臨床研究で，交叉する経路の障害が空間識障害としてSVV の異常に加え，眼球運動の異常，眼球の斜偏位を伴うのに対し，交叉しない経路の障害では眼球運動の異常は生じず，空間識障害（SVV の異常）が発生するとの報告がなされています[3]．これにより，転倒する方向がはっきりしないことが少なくありません．しかしな

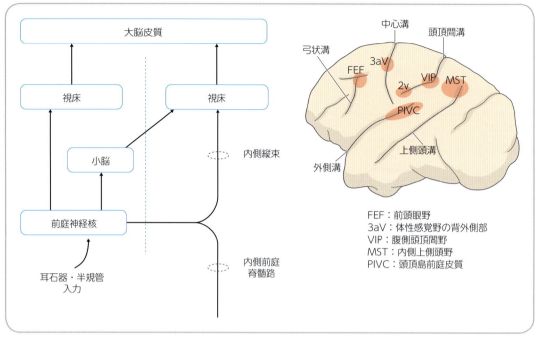

図 2-3 | 平衡感覚情報の投射について

がら，不随意に一側に身体が倒れてしまう現象(lateropulsion)は一過性のことが多く，早期に改善することが多いとされています．

2-5 前腹側核（VA）

前腹側核(ventral anterior nucleus；VA)は黒質網様部，淡蒼球内節，前頭前野から入力を受け，前頭前野に投射します．また **VA は大脳皮質-大脳基底核ループの中継核で，眼球運動ループ，前頭前野ループに関与**しています．

2-6 外腹側核（VL）

外腹側核(ventral lateral nucleus；VL)は淡蒼球内節，小脳核，黒質網様部から入力を受け，一次運動野，運動前野に投射します．大脳-小脳神経回路が経由する神経核であり，**VL 核の障害で小脳症状が起こることもあります．VL は大脳皮質-大脳基底核ループの運動ループの中継核**でもあります．

2-7　背内側核（MD）

　背内側核（mediodorsal nucleus；MD）は，前頭前野との間に双方性の豊富な線維連絡をもつ連合核です．たとえば，眼球運動や空間注意にかかわる背側前頭前野（8野），ワーキング・メモリーや実行機能とのかかわりが深い背外側前頭前野（46野），報酬や価値評価にもとづく意思決定にかかわる内側前頭前野と強い線維連絡をもちます．扁桃体，黒質網様部，淡蒼球腹側，前頭前野から入力を受け，前頭前野に投射します．

　また，MDは大脳皮質-大脳基底核ループの中継核でもあり，眼球運動ループ，前頭前野ループ，辺縁系ループに関与する重要な核でもあります．

2-8　後外側核（LP）

　後外側核（lateral posterior nucleus；LP）は上丘，頭頂連合野から入力を受け，頭頂連合野に投射します．

2-9　視床枕（Pul）

　視床枕（pulvinar；Pul）は視蓋前域，上丘，後頭連合野から入力を受け，後頭・頭頂・側頭連合野に投射します．Pulは一次体性感覚野，視覚野，聴覚野に取り囲まれており，異なる知覚からの入力も多彩で，これらを統合する役割を担っていると考えられています．

2-10　前核群（A）

　前核群（anterior nuclear group；A）は乳頭体，帯状回，海馬台から入力を受け，帯状回，海馬台に投射します．**本能や情動と関連する大脳辺縁系に関与する**と考えられています．

2-11　背外側核（LD）

　背外側核（lateral dorsal nucleus；LD）は視蓋前域，帯状回，海馬台から入力を受け，帯状回や海馬台に投射します．

2-12　髄板内核群（IL）

　髄板内核群（intraminar nuclei；IL）は，正中中心核（centromedian nucleus；CM）と束傍核（parafascicular nucleus；PF）を構成しています．視床を内側と外側に分ける内側髄板のなかにある髄板内核群で，後部に位置するのが視床正中中心核と束傍核です．**IL は**

これまで覚醒を維持する，いわゆる上行性網様体賦活系の一部を担うと考えられてきましたが，最近では線条体への投射も明らかになっています．運動野，小脳，淡蒼球，脊髄，脳幹網様体から入力を受け，一次運動野，頭頂連合野に投射します．正中中心核・束傍核を中心とした損傷患者において，視覚や聴覚刺激に従って衝動性眼球運動（サッケード）がおきるケースが報告されています．

さらに PF は内側脊髄視床路や脊髄網様体視床路の中継核であり，大脳の島皮質から前帯状回，前頭前野，扁桃体，海馬に投射し，痛みの情動や認知に関与します．大脳辺縁系に作用するため，痛みに伴う不快感や不安感などの感情を引き起こします．

2-13　視床網様核（TR）

視床網様核（thalamic reticular nucleus；TR）は，視床の外側から他の視床核を包み込むように位置しています．視床核と大脳皮質が出力した情報をもとに，視床核の情報処理，視床から大脳皮質への情報伝達を制御していると考えられています．TR は視床皮質路，皮質視床路から入力を受け，その他の視床核に投射しています．**機能としては，覚醒や睡眠など意識，注意に関与**しており，統合失調症，幻覚，てんかん，耳鳴りなどさまざまな精神・神経疾患に関係しています．

2-14　後核群（PO）

後核群（posterior nuclear complex；PO）は脊髄視床路，三叉神経視床路，上丘，体性感覚野から入力を受け，島皮質とその尾側領域に投射します．

2-15　視床上部

視床上部は松果体，視床髄条，手綱核を含む手綱（habenula）があります．
松果体は概日リズムを調節するホルモンやメラトニンを分泌する内分泌腺です．視床髄板，手綱，手綱核は嗅覚に関与する中継点となっています．

2-16　視床下部（自律神経について）

視床下部は，第三脳室底，漏斗，乳頭体からなり，下垂体後葉も視床下部の一部と考えられています．**摂食中枢，飲水中枢があり，食・飲水行動を調節**します．また，**さまざまなホルモンを分泌して，内分泌の調節**を行っています．さらに，自律神経系にも関与しており，身体の内部環境を一定に保つ役割を担っています．たとえば，血管収縮・拡張，発汗など体温調節，覚醒・睡眠の制御にもかかわっています．

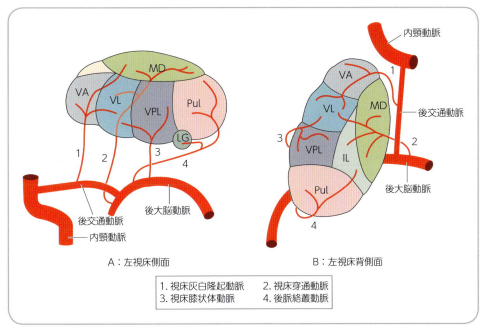

図 2-4 ｜ 視床の栄養血管

3 ｜ 視床の血管支配

視床の血管支配は，後交通動脈から分枝した視床灰白隆起動脈，後大脳動脈から分枝した視床穿通動脈，視床膝状体動脈，外側・内側後脈絡叢動脈によって支配されています（図 2-4）．

視床穿通動脈は，脳底動脈先端部付近の後大脳動脈の近位部から起こる小穿通血管のなかにあります．視床穿通動脈は視床に血液を供給し，内包後脚の一部に達することがあります．

4 ｜ 視床放線と内包

視床から大脳皮質へ情報が投射される際の通路は視床脚（視床放線）と呼ばれ，内包を上行します．4つの視床脚の広がりを図 2-5 に示します．**4つの視床放線は大脳皮質に拡がり，放線冠を形成**しています．

- **前視床脚**：内包前脚をとおり，前頭前皮質と帯状回に達します．
- **上視床脚**：内包後脚を経由して，運動前野，運動野，体性感覚野に達します．
- **後視床脚**：内包のレンズ核後部を経由し，後頭葉，頭頂葉，側頭葉の後半部に至ります．
- **下視床脚**：レンズ核の底面をとおり，側頭葉前半部や前頭葉の眼窩面皮質に至ります．

視床出血例では内包まで血腫が及んでいる例，または上方の放線冠まで血腫が進展している例も少なくありません．次章「大脳基底核のネットワーク」の図 3-7（p.29）に示す

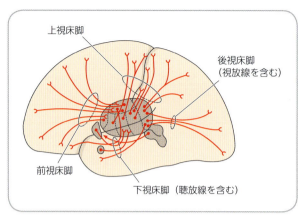

図 2-5 | 視床の視床脚

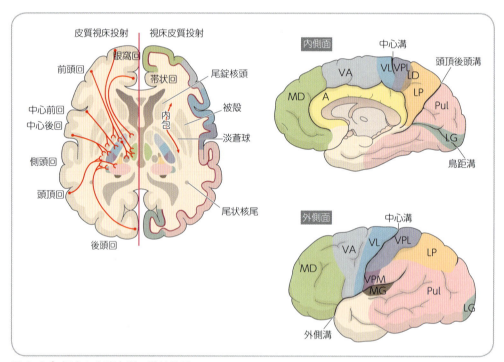

図 2-6 | 視床と大脳皮質の連絡線維

とおり，内包には多彩な神経線維がとおっているため，血腫の伸展方向により臨床症状が異なります．

視床の脳画像での読影では，視床核の損傷を確認して病状を予測する必要があります．加えて，その核から末梢への投射，大脳皮質への投射線維をイメージすることも重要です．臨床では，核そのものの損傷はないが，その周囲の障害で症状が出現しているケースも多く経験します．図 2-6 は松果体レベルでの視床核-皮質間の投射のイメージ図ですが，各々の視床核から大脳皮質などに投射する線維がどこを走行しているか，理解しながら脳画像を読み解くことが重要となります．

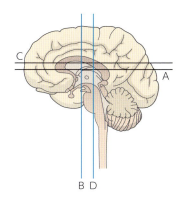
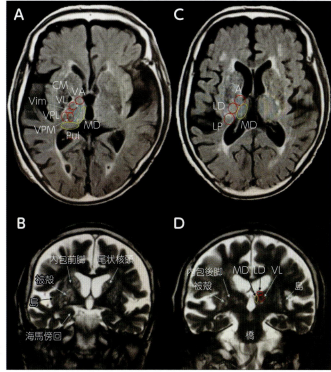

図 2-7 | CT 画像での視床の配置
A, C：水平断, B, D：前額断.

5 | 視床の脳画像の読影のポイント

　視床出血例では，視床のどの部位に血腫が及んでいるかによって臨床症状が大幅に異なります．図2-7は脳CT画像の水平断と前額断におけるおおまかな視床の配置です．図2-7Aの松果体のレベルでは背側核などは観察されず，それより上位の画像（図2-7C）で確認する必要があります．図2-7B, Dは前額断の画像ですが，図2-7Bでは尾状核島，被殻，内包前脚などが観察される部位であり，この断面では視床は観察されません．図2-7Dは橋が観察され，図2-7Bよりも後方に位置する断面です．この位置より視床が観察され，水平断よりも血腫の上・下方への進展方向が読影しやすいため前額断も観察する必要があります．

引用・参考文献

1) Nieuwenhuys R, et al：The human central nervous system. pp.253-288, Berlin, Springer, 2008
2) Carpenter, et al：Human neuroanatomy. pp.458-499, Baltimore, Williams and Wilkins, 1985
3) Zwergal A, et al：An ipsilateral vestibulothalamic tract adjacent to the medial lemniscus in humans. pp.2538-2552, Brain, 2008

脳のシステムを学ぶ 3

大脳基底核のネットワーク

1 | 大脳基底核の概要

1-1 大脳基底核の神経核

　大脳基底核は線条体，淡蒼球，視床下核，黒質の4つの神経核から構成されます（図3-1）．

- **線条体**：尾状核，被殻，腹側線条体からなります．尾状核は眼球運動制御と認知機能に，被殻は四肢と体幹の運動制御に関与します．
- **淡蒼球**：内節と外節に分かれ，淡蒼球内節は被殻と同様に四肢と体幹の制御にかかわります．
- **視床下核**：淡蒼球と連絡し，錐体外路に属します．視床下核が損傷されると反対側の片側バリスム（不随意で突発的な運動）が生じます．
- **黒質**：網様部と緻密部に分かれます．黒質網様部は尾状核とともに認知および眼球運動制御を担います．

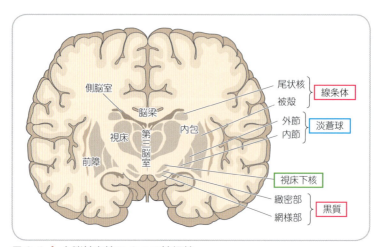

図3-1 | 大脳基底核の4つの神経核

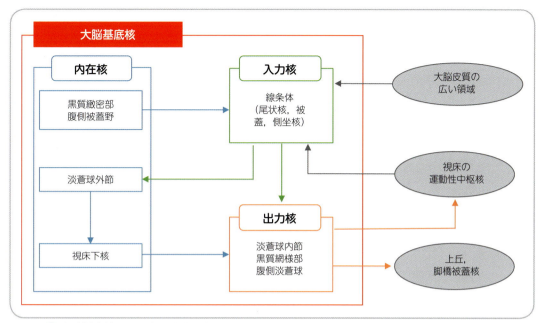

図 3-2 ｜ 大脳基底核への入力と出力の概要

1-2 大脳基底核の入力核，出力核，内在核

　ニューロン連絡という観点から大脳基底核は入力核(線条体)，出力核，内在核に分けられます**(図 3-2)**．
- **入力核**：大脳皮質の広い領域からの投射，視床の髄板内核からの投射を受けます．尾状核，被殻，側坐核が含まれます．
- **出力核**：視床の運動性中枢核〔外腹側核(VL)，前腹側核(VA)，背内側核(MD)〕や上丘，脚橋被蓋核に投射(出力)します．淡蒼球内節，腹側淡蒼球，黒質網様部の3つの神経核がこれにあたります．
- **内在核**：淡蒼球外節，視床下核，黒質緻密部，腹側被蓋野で，入力核，出力核と密に連絡します．

2 ｜ 大脳基底核の機能

　大脳基底核の主な機能は随意運動の遂行です．前頭葉から背側線条体にかけての経路は，意思，意欲，関心にもとづく行動に関与します．加えて，扁桃体・辺縁系から腹側線条体は，本能，欲望にもとづく行動に関与します．
　したがって，大脳基底核が損傷を受けると，筋緊張の変化など臨床上多彩な症状を呈し，主に姿勢異常，不随意運動，歩行障害，認知機能障害などの症状が出現します．

2-1　姿勢異常

　淡蒼球の障害などにより前屈姿勢が生じ，筋固縮も認めることがあります．パーキンソン病も同様の前姿勢を取り，姿勢調節障害をきたしますが，パーキンソン病の姿勢異常の原因は黒質線条体の障害によるところが大きいとされます．

　また，ジストニア（頸部，体幹の捻れを伴う姿勢）は，特発性捻転ジストニアや脳性麻痺症例でも観察されますが，この責任病巣として特発性捻転ジストニアは被殻後部，淡蒼球，小脳および補足運動野の関与が最近の研究で明らかとなり，一方，脳性麻痺症例では線条体の広範な病変で生じるとされています．

2-2　不随意運動

　基底核障害では，振戦（律動的・半律動的な動揺性運動），バリズム（振り回す，投げ出すような四肢近位筋の運動），舞踏運動（持続的な不随意運動で，流動的・痙攣様に変化する運動），アテトーゼ（四肢・顔面・体幹の捻れるような運動），ジストニアなどの不随意運動が生じます．

2-3　歩行障害

　パーキンソニズムの歩行障害は，小刻み歩行，すくみ足，突進現象などがあります．すくみ足の責任病巣は，基底核のみでなく，症状が出現しているパーキンソン病患者においては，前頭葉下面（ブロードマン 11 野）の血流低下があったと報告もなされています[1]．

2-4　認知機能

　パーキンソン病患者では早期から認知機能の障害が生じます．具体的には，目的に沿った適切な行動を選択して目的を達成することができない，注意力，行動の抑制，ワーキングメモリ，行動の柔軟性の障害などがあげられます．

3　基本回路

　大脳基底核は，大脳皮質と大脳基底核ループをつくっており，①運動ループ，②眼球運動ループ，③前頭前野ループ，④辺縁系ループの 4 つのループ回路があります（図 3-3）．

　これらのループの一部は脳幹に下行し，脳幹内の運動パターンを介して発現する運動の調節に関与します．上丘への投射は眼球運動，脚橋被蓋核への投射は筋緊張や歩行運動，延髄網様体への投射は咀嚼や嚥下運動を調節します．基底核ループの大部分は視床を介して前頭葉に戻ります（図 3-4）．

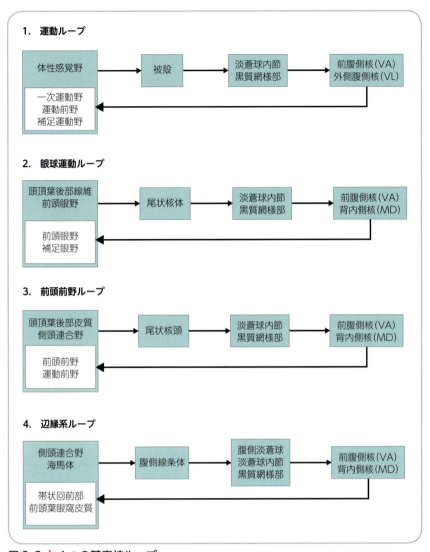

図 3-3 | 4つの基底核ループ

3-1 運動ループ

顔面，四肢および体幹の筋群を制御します．一次体性感覚野と前頭葉から起始し，大脳基底核，視床の VA，VL を経由して一次運動野・運動前野・補足運動野に戻ります．

大脳基底核の運動ループには身体部位局在が存在します．一次運動野，補足運動野（6野に相当），運動前野（6野に相当）には，各々に下肢，上肢，口腔顔面を再現する部位が存在します．被殻の背側部から腹側部にかけて，下肢，上肢，口腔顔面と順番に身体部位局在が配列されています[2,3]．淡蒼球にも同様の順番で配列されています（図 3-5）．

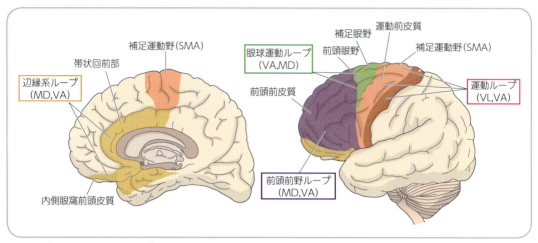

図 3-4 | 4つの基底核ループの前頭葉への出力

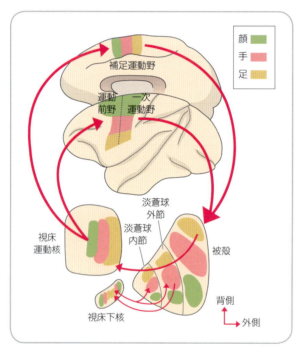

図 3-5 | 運動ループの身体部位局在

〔高田昌彦:【Motor system What's classic and what's new?】運動制御系 大脳基底核の局在. Clinical Neuroscience 27：774, 2009〕

3-2 眼球運動ループ

衝動性眼球運動(サッケード)を制御するループで，起始は前頭眼野と頭頂葉後部線維です．前頭眼野の情報は脳幹に運ばれて衝動性共同眼球運動の働きをしています．一方，頭頂葉後部線維は眼球運動の速度と方向などの視覚情報を処理する働きをしています．尾状核体を経由して，淡蒼球内節・黒質網様部，視床(VA，MD)を経由し，最終的に前

頭眼野・補足眼野で終わります．

3-3 前頭前野ループ

認知と行動の実行に関与するループです．広範囲な皮質連合野から起始し，尾状核頭，淡蒼球内節・黒質網様部，視床（VA，MD）を経由して，前頭眼野・運動前野に終わります．前頭前野は主として思考・推論や目標に対する行動などに関与しますが，動作を組み立てる役割がある運動前野への連絡もあります．

3-4 辺縁系ループ

行動の動機づけや情動にかかわります．側頭連合野と海馬体から起始し，腹側線条体，腹側淡蒼球・淡蒼球内節・黒質網様部，視床（VA，MD）を経由して，帯状回前部・前頭葉眼窩皮質で終わります．視床 MD は辺縁系回路のなかで特に重要な核です．大脳基底核を経由する辺縁系ループは，多くの神経行動学的疾患や精神疾患の発症にかかわります．この経路の経由する場所として，腹側被蓋野があり，この部位の障害により，統合失調症やその他の精神疾患，薬物中毒が発生することも知られています．

4 被殻の血管支配

被殻は内頸動脈から分岐する前大脳動脈と中大脳動脈から血管支配を受けます．

前脈絡叢動脈は内頸動脈の枝で，淡蒼球，被殻，視床（外側膝状体など），側脳室の付近まで延びる内包後脚も栄養しています．ホイブナー反回動脈は前大脳動脈から起こり，尾状核頭，被殻前部，淡蒼球，内包に血液を供給します．レンズ核線条体動脈は中大脳動脈から起こり，被殻の内側部を支配する内側レンズ核線条体動脈，加えて被殻の外側部を支配する外側レンズ核線条体動脈に分けられます（図 3-6）．

5 被殻出血

被殻出血はレンズ核線条体動脈領域の出血が多いとされ，被殻出血のなかでもよく経験します．Ghetti ら[4]は，「この動脈は直径 100〜140 μm と細く，かつ中大脳動脈から直角に分岐しているため，圧がかかりやすく高頻度に出血する」と述べています．

被殻出血のなかでも出血部位によって血腫の拡がり方が異なり，それに応じて症状も異なります．なかでも，**ホイブナー反回動脈が支配する前方に拡がるタイプと，レンズ核線条体動脈が支配している内上方や後外方に拡がるタイプの症例は，よく経験する被殻出血**です．各タイプ別の解剖学的特徴と着目点について以下で説明していきます．

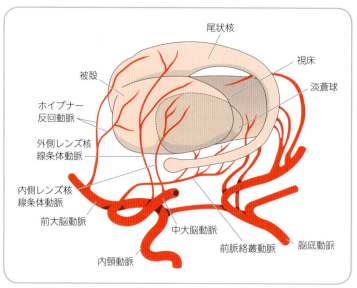

図 3-6 | 被殻と周辺の血管領域

5-1　血腫が前方に拡がるタイプ

　このタイプの被殻出血の損傷部位は被殻前方で，多くは尾状核頭・体，内包前脚などに血腫が進展します．**内包の前脚には前頭橋路や前頭視床路が走行しており，前頭橋路は大脳-小脳神経回路の経由する一部であり，認知ループや運動ループが経由しているため，このタイプでは小脳性認知情動症候群（CCAS）などの前頭葉症状も出現**してきます．

　図3-7 は大脳皮質と小脳との関連を図示したものです．前頭橋路は内包前脚，視床皮質路は内包前・後脚をとおるため，このタイプの被殻出血ではこれらの部位も障害され，前頭葉性運動失調症などが出現します．運動失調は小脳の障害のみで生じるわけではなく，前頭橋路は一次運動野，内包前脚をとおって，橋核，中小脳脚を経由し，さらに小脳半球，歯状核，視床 VL，内包後脚を経由して運動前野に至る経路であり，このどの部位が障害されても，前頭葉性運動失調は生じる可能性があります．小脳性運動失調と見分けがつかないため，不全麻痺の有無などで病変を推測する必要があります．

　また，血腫が前方に拡がることで尾状核頭の障害も起こる可能性があります．尾状核頭は背外側前頭皮質と関連しており，ワーキングメモリやプランニングの障害がみられるケースがあり，加えて基底核ループのなかでも前頭前野ループも経由するため，このタイプの出血では前頭葉が関与する認知機能の障害にも着目する必要があります．

5-2　血腫が内上方に拡がるタイプ

　被殻出血の血腫が内上方に拡がるタイプは，図3-5 にもあるように被殻にも身体部位局在が存在するため運動ループの障害においても被殻背側が損傷されていることを意味

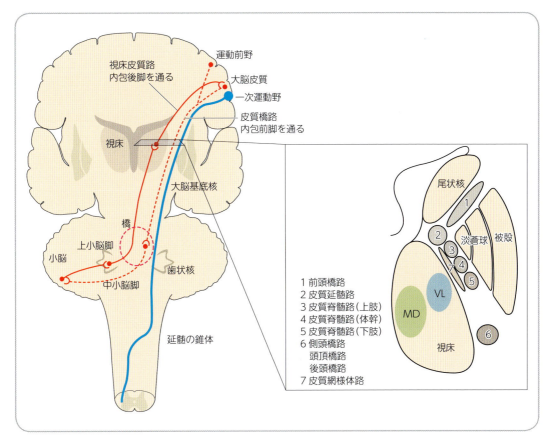

図 3-7 ｜ 大脳皮質と小脳の関連

します．被殻背側は運動ループのなかでも足の身体部位局在があるため，下肢への影響を考慮しなければなりません．

図 3-8 に示すとおり，**内包の皮質脊髄路，皮質網様体路，また視床の外側核，放線冠，さらに大脳皮質も障害される可能性があります．**

皮質脊髄路は随意運動に関与し，上肢・体幹・下肢など体部位局在が存在し，大脳皮質から下行する際に走行する部位が異なります．このため，障害部位によっては上肢優位，あるいは下肢優位に麻痺が出現するなど，多彩な症状を呈します．

皮質網様体路は脳幹までは皮質脊髄路の前方を走行します．これは運動前野・補足運動野から起始し，内包後脚の前方を経由して延髄網様体に至ります．機能としては随意運動に先行するかたちで四肢近位筋の制御を担うと考えられています．

また血腫が被殻の内側，かつ上方に進展した場合，放線冠の損傷が考えられます．この場合，放線冠は皮質脊髄路や感覚線維が密集するところであるため，運動障害や感覚障害などが出現します．

図 3-9 は第一次運動野から視床に至るまでの運動線維と感覚線維の走行をイメージしたものです．運動線維は一次運動野から出て，前方に回転しながら内包後脚に至ります．一方で，感覚線維は後ろ周りに回転して一次感覚野に終わることが見て取れます[5]．

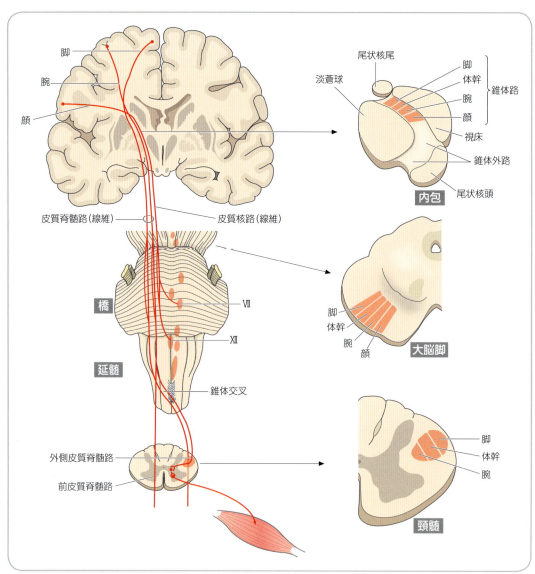

図 3-8 ｜ 皮質脊髄路の走行

　また，感覚線維は視床において内側から外側に向かって，順に頭部，体幹，下肢と配置されていることがわかります．それより上部では図 3-8 のように位置を変えながら走行していき，一次感覚野に至ります．

5-3　血腫が後外方に拡がるタイプ

　被殻出血で血腫が外側，かつ後方に向かって拡がる場合，島や頭頂葉への線維の障害が考えられます．

　島前方は，嗅覚，味覚，内臓自律系，辺縁系の機能により強くかかわっており，身体表象と主観的な感情の体験における役割を果たしています．また，島皮質後部は聴覚，

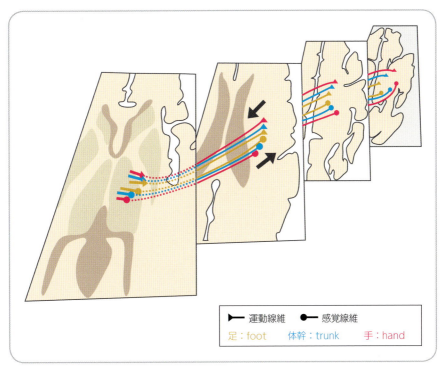

図 3-9 ┃ 運動と感覚線維の走行イメージ
〔山田恵：エキスパートが伝授する！読影に役立つ中枢神経解剖 投射線維．画像診断 29：473-483, 2009 より〕

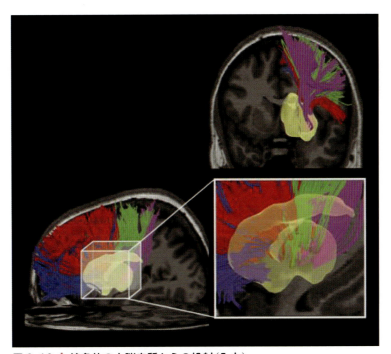

図 3-10 ┃ 線条体の大脳皮質からの投射（入力）
〔Timothy D, et al：Microstructural organization patterns in the human corticostriatal system. J Neurophysiol 107：2984-2995, 2012 より〕

体性感覚，骨格運動，バランス機能とより強く関与していることから，こうした機能の障害を呈する可能性があります．

運動ループの障害のみならず，バランス機能の評価が必要で，歩行機能の予後に大きく関与します．また，被殻の後方は頭頂葉と密に線維連絡しており[6]（図3-10），島に加えて被殻後部の損傷でも姿勢定位障害などが出現します．さらに，隣接して走行する弓状束も無視できません．弓状束はブローカ野とウェルニッケ野を連絡する線維で，伝導性失語の出現に関与しています．

引用・参考文献

1) Matsui H, et al：Three-dimensional stereotractic surface projection study of freezing of gait and brain perfusion image in Parkinson's disease. Mov Discord 20：1272-1277, 2005
2) Takada M, et al：Corticostriatal projections from the somatic motor areas of the frontal cortex in the macaque monkey：segregation versus overlap of input zones from the primary motor cortex, the supplementary motor area, and the premotor cortex. Exp Brain Res 120：114-128, 1998
3) Nambu A, et al：Organazation of cotricostriatal motor inputs in monkey putamen. J Neutrophysiol 88：1830-1842, 2002
4) Ghetti G：Putaminal Hemorrhages. Front Neurol Neurosci 30：141-144, 2012
5) Yamada K, et al：Somatotopic organization of thalamocortical projection fibers as assessed with MR tractography. Radiology 242：840-845, 2007
6) Timothy D, et al：Microstructural organization patterns in the human corticostriatal system. J Neurophysiol 107：2984-2995, 2012

脳のシステムを学ぶ 4

小脳系の
ネットワーク

1 | はじめに

　小脳の損傷では，協調運動にかかわることは知られていますが，遂行機能障害や人格変化など認知面，情動面にも影響することが注目されており，これらの症状が日々のリハビリテーションを進めるうえでも課題となることがあります．

2 | 小脳の内部構造

　解剖学的には，**左右の半球とその間にある小脳虫部からなり，上小脳脚，中小脳脚，下小脳脚の3つの小脳脚によって脳幹とつながっています**．
　内部構造としては，小脳の表面に小脳皮質，その下部に小脳白質，白質の深部に小脳核があります．小脳皮質は，外側から，分子層，プルキンエ細胞層，顆粒層の3層から成り立ちます（図4-1）．

- **分子層**：主に神経細胞の突起，つまり，顆粒細胞の軸索とプルキンエ細胞の樹状突起からなります．分子層内でプルキンエ細胞の樹状突起が広がっています．軸索は白質をとおって小脳核へ信号を伝達し，抑制性の神経伝達物質であるGABAを放出しています．
- **プルキンエ細胞層**：薄い層で，プルキンエ細胞の細胞体のみが並んでいます．
- **顆粒層**：顆粒層は小さな顆粒細胞の細胞体が緻密に存在します．小脳の顆粒細胞は小脳皮質にあるニューロンのなかで唯一興奮性インパルスを伝えています．

3 | 小脳の神経経路

　小脳機能は大きく，**①前庭小脳（古小脳），②脊髄小脳（旧小脳），③大脳小脳（新小脳）の3つに分けられ**（図4-2），それぞれに関連する4つの小脳核（室頂核，球状核，栓状

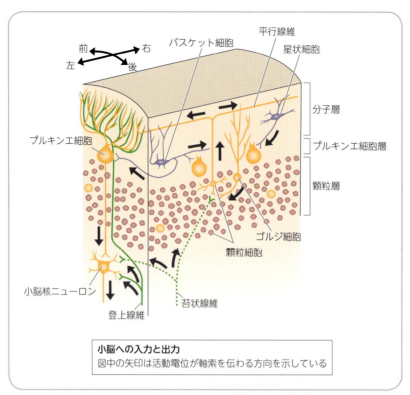

図 4-1 ｜ 小脳の内部構造

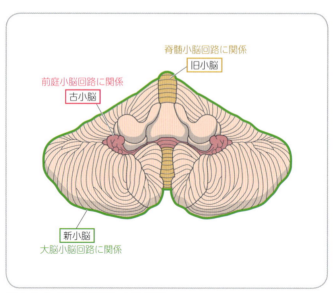

図 4-2 ｜ 小脳の機能による分類

核, 歯状核) があります. また, 小脳にはこれらの小脳核をとおる 3 つの神経回路がかかわっています.

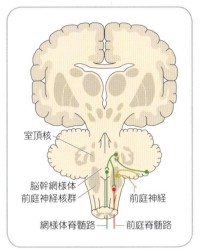

図 4-3 | 前庭小脳神経回路

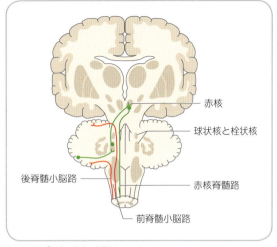

図 4-4 | 脊髄小脳神経回路

3-1　前庭小脳神経回路（図 4-3）

前庭小脳神経回路は身体のバランスをコントロールすることや眼球運動に必要な回路です．

　室頂核は第四脳室の天井にあり，片葉小節葉のプルキンエ細胞からの求心性線維を受けています．室頂核からの遠心性線維は同側の前庭核へと向かう（室頂延髄路）経路と，交叉して対側網様体と前庭核へ向かう経路とがあります．

3-2　脊髄小脳神経回路（図 4-4）

脊髄小脳神経回路は筋緊張をコントロールするのに必要です．

　この回路には中位核，すなわち球状核と栓状核が関係します．ここには傍虫部と虫部からの求心路が入っていて，遠心路は赤核へ出ています．

3-3　大脳小脳神経回路（図 4-5）

　大脳小脳神経回路には小脳核のうち歯状核がかかわり，**協調運動にかかわる回路（運動ループ）**と，**認知情動面にかかわる回路（認知ループ）**があります（図 4-6）．

　歯状核は，小脳核のなかでも最大のもので，小脳半球白質中の外側部に存在しています．

▶ 運動ループ

　補足運動野，運動前野（4 野，6 野）から出た線維は，橋核を経由して小脳半球に入ります．歯状核に小脳半球からの求心路が入り，遠心路は上小脳脚経由で対側の赤核と視床

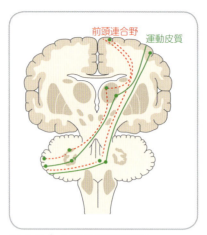

図 4-5 ｜ 大脳小脳神経回路
―― 運動ループ　---- 認知ループ

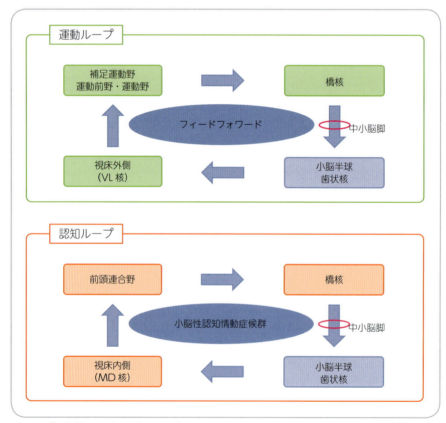

図 4-6 ｜ 運動ループと認知ループ

外側腹側核(VL核)へと向かい，さらに大脳皮質の補足運動野，運動前野(4野，6野)に戻ります．

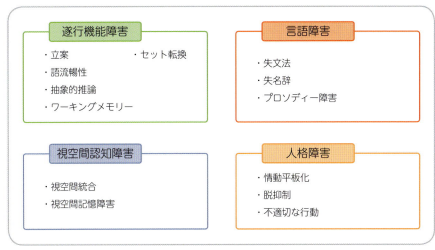

図 4-7 ｜ 小脳病変で生じる小脳性認知情動障害（CCAS）

▶ 認知ループ

　　前頭連合野を出た線維は橋核を経由して小脳半球に入ります．歯状核に小脳半球からの求心路が入り，上小脳脚経由で対側視床背内側核（MD 核）へと向かい，大脳の前頭連合野につないでいます．前頭連合野は思考や情動，言語や注意をつかさどります．

▶ 小脳性認知情動症候群（CCAS）

　　認知ループのうち，小脳の損傷で前頭連合野の思考や情動に障害が出てしまうことを小脳性認知情動症候群（cerebellar cognitive affective syndrome；CCAS）と呼びます．

　　小脳病変で生じる CCAS について，Schmahmann ら[1]は図 4-7 に示す 4 つのカテゴリに要約して述べています．また，Baillieux ら[2]は，83％の小脳損傷患者が広範な認知・言語の障害を呈し 50％が行動・感情変化を呈したと述べ，加えて右小脳半球が論理的推論および言語処理に関連し，左小脳半球が注意や視空間技能に関連したと述べています．Tedesco ら[3]は，小脳病変患者は全認知領域で低下傾向があり，特に言語と配列が病的水準で，続いて遂行機能と視空間認知が低成績であったと報告し，左右半球や支配血管領域での比較をしています．

　　なお，臨床観察では，小脳の損傷に限らず，認知ループのどこかで問題がおきている場合にも同様の認知情動障害がみられることが報告されています．

引用・参考文献

1) Schmahmann JD, et al：The cerebellar cognitive affective syndrome. Brain 121：561-579, 1998
2) Baillieux H, et al：Cognitive and affective disturbances following focal cerebellar damage in adults：A neuropsychological and SPECT study. Cortex 46：869-879, 2010
3) Tedesco AM, et al：The cerebellar cognitive profile. Brain 134：3672-3686, 2011
4) 辻省次，ほか：小脳と運動失調　小脳はなにをしているのか．中山書店　pp.56-62, 2013
5) MathiasBahr, et al：神経局在診断，5 版．文光堂　pp.226-239, 1982

column

千里リハビリテーション病院に入院した小脳損傷患者データ

❶ FIM 成績の推移

2005 ～ 2011 年に当院に入院した小脳損傷患者(初発のみ，n = 32)の合計 FIM 成績の推移を図 1 に示す．これをみると，おおむね，①早期に満点に達する群，② 126 点以下の範囲で伸びていく群，③ 60 点以下で横ばいであり，伸び悩む群の 3 群にわけることができる．

この要因として考えられるものについて，以下で考察した．

1-1．年齢と退院時 FIM の相関

患者年齢と FIM 合計点との間に相関はみられなかった(図 2)．

1-2．小脳損傷部位と FIM の関係

画像評価から，患者の損傷部位(範囲)を新小脳，旧小脳，古小脳の区分で分類し，退院時の FIM の平均点数と在院日数を調べた(図 3)．

新小脳のみの損傷に比べ，旧小脳，古小脳と重複して損傷するほど，FIM の点数は低くなる傾向があった．一方で，新小脳に加えて一側の古小脳，すなわち一側片葉の障害を有している患者グループは，比較的 FIM の点数が改善していることもわかった．この理由としては，ほかの小脳部位の重複損傷のグループは片葉からの経路が損傷を受け，遮断されてしまい，情報伝達できなくなるのに対して，一側片葉の障害では，脳幹レベルの交叉によって，前庭情報

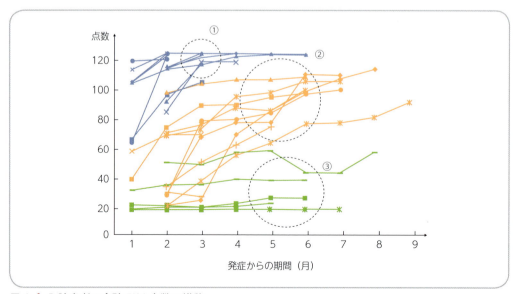

図 1 | 入院患者の合計 FIM 点数の推移

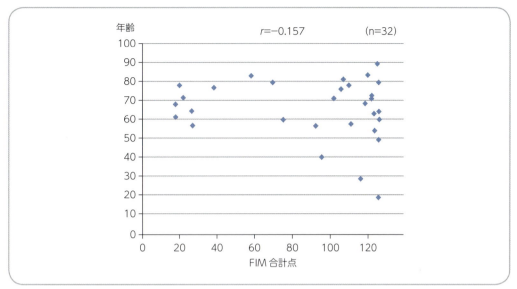

図2 年齢と退院時FIMの相関

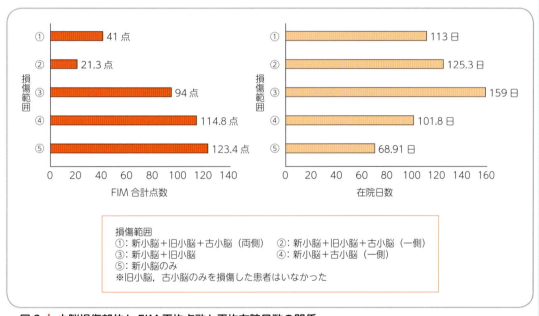

図3 小脳損傷部位とFIM平均点数と平均在院日数の関係

の一部が反対側の網様体脊髄路に伝わることが一因であると考えられる（**図4**）．

新小脳，旧小脳，古小脳のすべてが損傷されると大脳小脳神経回路，脊髄小脳神経回路，前庭小脳神経回路からの情報伝達が阻害され，重複すれば障害が複雑化し，ADLを遂行困難にしていることが考えられた．その一方で，別の経路が残存している場合には，それによってADLの改善が期待できることが示唆された．

また，平均在院日数は新小脳のみの損傷と比べて，重複損傷があると長期化していることがわかる．なお，在院日数が最も長かった症例は新小脳と旧小脳の重複損傷患者であった．

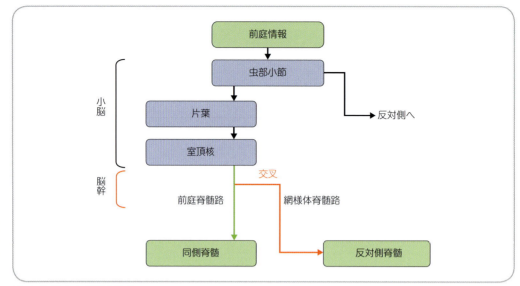

図4 ｜ 前庭小脳神経回路
一側片葉の障害では，脳幹レベルの交叉によって前庭情報の一部が反対側の網様体脊髄路に伝達される．

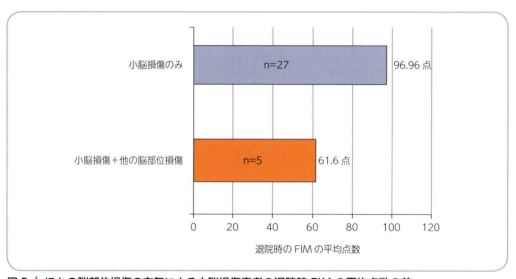

図5 ｜ ほかの脳部位損傷の有無による小脳損傷患者の退院時FIMの平均点数の差

1-3. 小脳損傷とほかの脳部位の損傷が合併した場合

図5は小脳損傷のみを有する患者と，小脳に加えてほかの脳部位の合併損傷がある患者のFIM点数の平均を比較したものである．ほかの脳部位に合併損傷があると平均的に点数は下がることがわかり，小脳損傷による影響に加え，ほかの脳部位損傷とその部位をとおる経路の障害の影響が重複障害になっている可能性がうかがわれる結果であった．このことから，合併損傷の有無が小脳損傷の改善の阻害因子となっていることが考えられた．

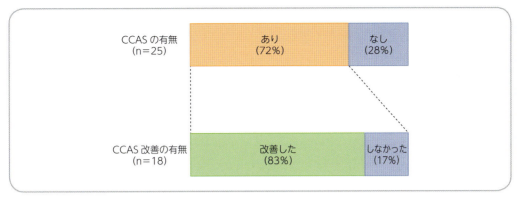

図6 ｜ 小脳損傷患者におけるCCASの有無とその改善

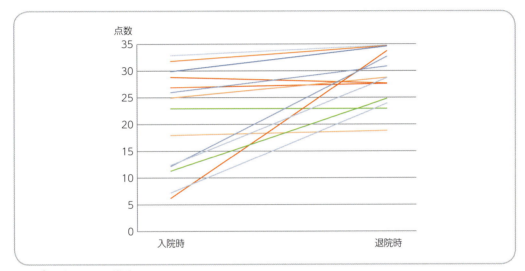

図7 ｜ 認知FIMの推移

しかし，筆者らの経験からは，こうした器質的要因のみならず，患者自身が適切に学習できたかや，患者に学習のチャンスが与えられていたかによって，改善の程度は大きく左右されると感じている．

1-4．小脳性認知情動症候群（CCAS）との関連

図6に示すとおり，当院における担当療法士のアンケートでは初発で合併損傷のない小脳患者のうち72%にCCASと考えられる症状がみられ，そのうちの83%でそれらの症状に改善がみられたと療法士が回答している．また，認知FIMの推移からも，点数に個人差はあるものの，多くの患者で改善傾向が認められることがわかった（図7）．

このことから，療法士の主観的なアンケートにおいても，認知FIMの推移からも，CCASがある患者には変化が期待でき，何らかのアプローチの必要性が示唆される結果となった．

なお，CCASは視床や橋，内包前脚など，小脳以外で大脳小脳神経回路を構成する部位が障害されてもおこることがある．また，入院当初は潜在的であった症状が途中から顕在化する

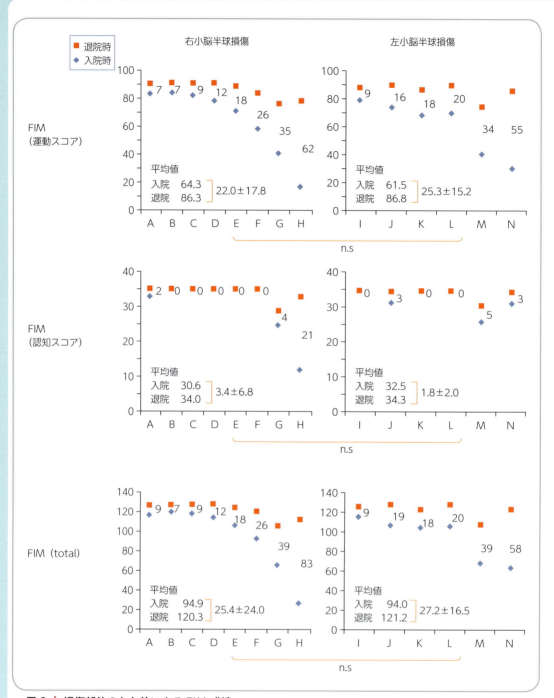

図8 ｜ 損傷部位の左右差によるFIM成績

こともある．こうした点を踏まえて，画像情報を十分に集め，臨床症状と併せてADL支援につなげていくことも必要と考えられる．

表 | 対象とその入院期間

項目	右小脳半球損傷	左小脳半球損傷
男女比	3：5	2：4
出血：梗塞	3：5	3：3
平均年齢	58.3±21.8 歳	68.0±10.4 歳
発症後入院までの日数	43.9±9.4 日	25.8±15.2 日
入院期間	83.1±65.1 日	106.2±50.2 日　$p<0.05$

2007 年 10 月～2014 年 9 月の入院患者
小脳半球のみ損傷を認めた　男性 5 名，女性 9 名　計 14 名
※除外例
・脳幹に損傷を認めた症例
・死亡退院した症例
・水頭症や著しい大脳萎縮を認めた症例
・緊急転院した症例

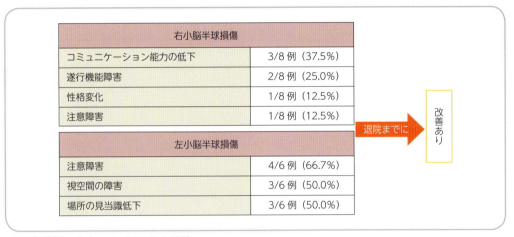

図 9 | 生活のなかでの CCAS の特性
担当療法士へのインタビューでは，左右の損傷部位の違いによって CCAS の現れ方に質的な違いがあることがわかる．

1-5. 損傷部位の左右差について

　損傷部位の左右差が ADL に与える影響について，入退院時の FIM 成績を左損傷，右損傷それぞれ（小脳虫部や中間部損傷患者を除く）のグループに分け点数差について比較した（図 8）．結果，入院時，退院時ともに FIM 成績の有意差は認められなかった．しかし，入院期間については左小脳半球損傷患者のほうが有意に長いという結果が認められた（表）．

　ただ，これらの結果は表のとおり各グループの対象が出血と梗塞の比率，年齢，発症後から入院までの日数において条件に差があるため一概には言いきれない状況であり，今後もデータを増やして分析する必要がある．また，対象患者の担当療法士へのインタビューより，生活のなかでの CCAS の現れ方には質的に違いがあり，この結果は右小脳が倫理的推論および言語処理に関与し，左小脳が注意や視野空間技能に関与したとする Baillieux らの研究[1]と一致した．さらに，その症状は改善があることも示唆された（図 9）．

❷ 今後の課題

　当院に入院した小脳損傷患者のデータをもとに，回復に影響する因子について述べてきた．今後は，たとえば核の障害や経路の重複障害など，回復困難な条件を有する患者に対する有効なアプローチを検討していく必要があると考えている．また，二次障害の予防戦略などは，患者の状態によってどこに気をつけるべきかのポイントが変化していくため，こうした点をしっかりと整理し，検討していくべきと考える．

参考文献・引用文献

1) Baillieux H, et al：Cognitive and affective disturbances following focal cerebellar damage in adults：A neuropsychological and SPECT study. Cortex 46：869-879, 2010
2) Schmahmann JD, et al：The cerebellar cognitive affective syndrome. Brain 121：561-579, 1998
3) 辻省次，ほか：小脳と運動失調　小脳はなにをしているのか．中山書店，pp.56-62, 2013
4) MathiasBahr, ct al：神経局在診断，5版．文光堂，pp.226 239, 1982

脳のシステムを学ぶ 5

脳幹

1 ｜ 脳幹の概要

　脳幹は中脳，橋，延髄の3つで構成されます．脳幹の周囲には大脳，小脳，脊髄があり，前方には効果器，受容器としての顔面（眼球，口腔など）があります（図5-1）．脳幹はそれらと神経線維を介して連絡し，運動機能や認知機能，摂食・コミュニケーション（発話，表情，アイコンタクト）など幅広い機能に関与しています．

2 ｜ 脳幹の脳画像

　脳幹の構造を図5-2に示します．ここで重要なことは，中脳，橋，延髄の外観的構造を把握しておくことが，脳画像を読影するときの位置関係を理解する一助になる点です．以下の解説は，図5-2と図5-3～5-5の脳画像を照らし合わせながら読み進めて下さい．

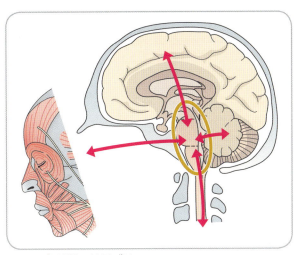

図 5-1 ｜ 脳幹の位置づけ

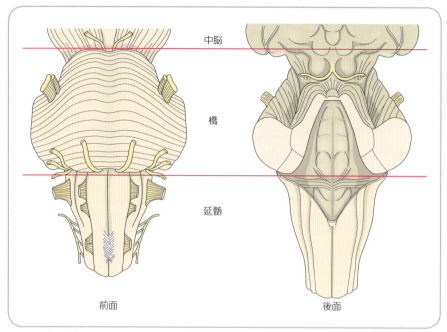

図 5-2 | 脳幹の構造

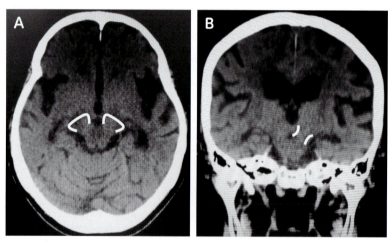

図 5-3 | 中脳の脳画像（CT）
A：大脳脚は左右対をなし，特徴的な形状を有する．
B：扇状に示した部分に大脳脚が位置する．

2-1 中脳

　中脳は大脳（厳密には間脳）との接続部にあたります（図 5-3）．中脳の吻側は，大脳へ向かうにしたがって扇状に拡がる構造をしています．この扇状の拡がりによって構成されるのが**大脳脚**です．**大脳脚は大脳皮質由来の下行性線維が通過する重要な部位です**．水平断スライスで描出される大脳脚は，特徴的な形状をしており，脳画像の読影においてランドマークになります．通常，脳血管障害で中脳が病巣になることは稀です．しか

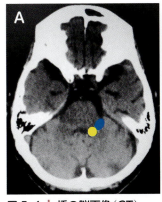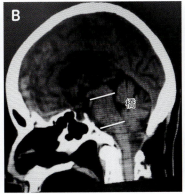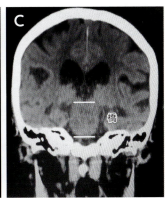

図 5-4 ｜ 橋の脳画像（CT）
A：水平断，B：矢状断，C：冠状断．
●：中小脳脚，●：下小脳脚．

し，中脳に主病変がなかったとしても，近接する視床や大脳基底核，側頭葉に多大な損傷が生じると，病変からの圧排によって大脳脚はダメージを受けることがあるため，**大脳脚の損傷の有無は中脳病変例に限らず注目すべきポイント**です．

2-2　橋

橋は丸く膨らんだ構造が特徴的です（図 5-4）．脳画像でも同様に，水平断・矢状断・冠状断スライスで描出される橋はいずれも，丸く膨らんだ構造をしています．そして，後方には輪切り状の小脳脚が観察できます．**小脳脚は，脳幹と小脳をつなぐ神経線維の束**であり，脳画像においても神経線維の連続性が確認できます．一般的に，水平断における脳画像では，複数のスライスにわたって小脳脚が確認でき，最も太く描出される小脳脚が**中小脳脚**と**下小脳脚**にあたります．

2-3　延髄

延髄は脊髄に向かって収束していくため，脊髄と類似した細い構造が特徴的です（図 5-5）．延髄は脳幹の最下端に位置しており，延髄と同一の水平断スライスでは，側頭葉と小脳の下縁がともに描出されます．また，延髄の周囲には頭蓋底の骨が近接しており，X線の透過性に依拠するCT画像では画像ノイズ（アーチファクト）が発生しやすいため，CT画像で延髄の細部を読影することは困難です．一方，MRI画像では画像ノイズが生じないため，延髄の観察が容易になります．

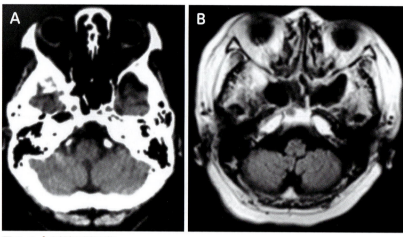

図 5-5 | 延髄の脳画像
A：CT，B：MRI．

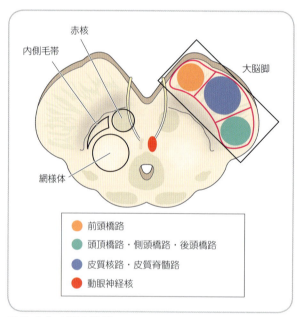

図 5-6 | 中脳の解剖

3 | 脳幹の解剖

　図 5-6〜5-8 に脳幹の解剖を示します．**ここで注目すべきは，神経線維と神経核の位置関係**です．中脳・橋・延髄はいずれも複雑な構造をしているため，それを理解することは容易でありません．しかし，臨床における多種多様な症状・現象を解釈するうえで，脳幹の解剖は大変重要です．紙面の都合上，解剖の詳細は専門書にゆずることとし，本項ではセラピストが知っておくべき基礎を解説します．

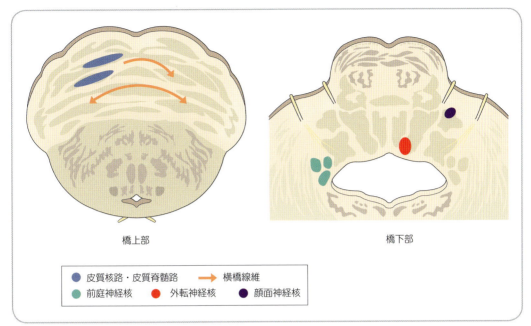

図 5-7 ｜ 橋の解剖

3-1　中脳（図 5-6）

　中脳の大脳脚は左右で対をなし，それぞれ内側より**前頭橋路，皮質核路・皮質脊髄路，頭頂橋路・側頭橋路・後頭橋路が下行**しています．これらの下行路は，同側の大脳半球から起始しており，同様の配列が内包でもみられます．大脳脚の尾側には，黒質を挟んで**赤核**と**内側毛帯**が位置しています．赤核には，大脳および小脳からの入力があり，赤核脊髄路を介して運動の制御に関与します．一方，内側毛帯には末梢からの感覚情報が，大脳へと上行する過程で通過していきます．赤核と内側毛帯のさらに尾側には，姿勢制御に関与する網様体が位置しています．これらを概観すると，大脳脚とその周辺は，運動機能や感覚機能に大変重要であることが分かります．

3-2　橋（図 5-7）

　橋底部である橋の吻側には，**皮質核路・皮質脊髄路が下行**しています．同部位には，小脳へ向かう皮質橋路が横橋線維を介して左右交叉しており，皮質核路・皮質脊髄路は分断されながら下行します．そのため，病変によって橋の吻側が損傷されても，皮質脊髄路そのものは壊滅的な損傷を免れやすく，運動麻痺は脳画像に反して軽度になることがあります．

　皮質橋路は大脳-小脳系システムの重要な構成要素です．大脳-小脳系システムは，**運動ループと認知ループに大別されます．皮質橋路の損傷により運動ループが障害されると，主症状として小脳性失調**を呈します．一方，**認知ループが障害されると，注意機能**

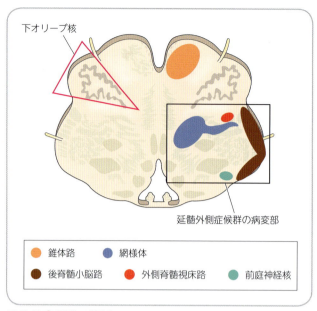

図 5-8 | 延髄の解剖

や遂行機能にかかわる問題が生じます．また，左右交叉する横橋線維が損傷された場合には，小脳性失調を両側肢に呈する可能性があります．

　また橋被蓋の下部には，中小脳脚・下小脳脚があります．中小脳脚は大脳から小脳へ向かう線維が通過し，下小脳脚には脊髄から小脳へ向かう線維が通過しています．**いずれの小脳脚も，運動制御と密接に関連する大脳-小脳系システム，脊髄-小脳系システムの神経回路であり，画像分析のチェックポイント**です．そして，小脳脚の近傍には前庭神経核が存在しています．**前庭系は小脳とともに運動制御，特にバランス制御にとって重要な役割**を担っています．

3-3　延髄(図 5-8)

　橋で分断された**皮質脊髄路は，延髄の吻側で収束し錐体路を構成**します．一方，尾側には網様体や後脊髄小脳路(下小脳脚)・前庭神経核・外側脊髄視床路が散在しています．**延髄外側症候群**では，それらの損傷に起因して，同側の小脳性失調や対側の温痛覚障害，めまいなど特徴的な症候を呈します．また，皮質脊髄路の尾側に位置する**下オリーブ核は，小脳との関連のなかで，運動学習にかかわる重要な神経核**です．

4 | 脳幹の伝導路

4-1 運動系（下行性伝導路）

　脳幹を下行する主要な伝導路について解説します．図 5-9 では，皮質脊髄路，皮質網様体脊髄路，皮質橋路を示しています．

　皮質脊髄路は，外側皮質脊髄路と前皮質脊髄路に大別されます．運動野から起始した線維が放線冠および大脳脚を下行していくことは，両者で共通しています．しかし，**外側皮質脊髄路は延髄下部で錐体交叉して対側の脊髄へと向かうのに対し，前皮質脊髄路は交叉せず同側の脊髄を下行**していきます．もちろん，線維の走行が異なるのと同様に，機能にも違いがあります．前者は対側の上・下肢遠位の随意運動に関与している一方，後者は同側の上・下肢近位と体幹の姿勢制御に関与しています．

　皮質網様体脊髄路は，橋網様体と延髄網様体にそれぞれ投射しています．皮質−橋網様体に由来する**橋網様体脊髄路**は，同側の脊髄を下行し，同側肢の姿勢制御に関与します．一方，皮質−延髄網様体に由来する**延髄網様体脊髄路**は，対側の脊髄へと下行し，対側肢の運動制御に関与しています．

　このように，皮質脊髄路および皮質網様体脊髄路の左右支配は単純ではありません．たとえ，**一側に病変を有する脳卒中片麻痺例であっても，非麻痺側肢や体幹に対する注意深い評価は重要**です．

4-2 感覚系（上行性伝導路）

　脳幹を上行する主要な伝導路について解説します．図 5-10 では脊髄視床路，後索系，脊髄小脳路，前庭系を示しています．

　温痛覚を伝導する**脊髄視床路**は，脊髄レベルで交叉した後に脳幹を上行して視床・大脳皮質へと向かいます．固有覚を伝導する**後索系**は，延髄下部で後索核から対側の内側毛帯へと交叉し，その後は脊髄視床路と同様な経路で視床・大脳皮質へと上行します．

　脊髄小脳路は，前脊髄小脳路と後脊髄小脳路に大別されます．**前脊髄小脳路**は脊髄内における**中枢性運動パターン発生器**（central pattern generator；CPG）の活動状況を，**後脊髄小脳路**は体性感覚を小脳へ伝達しています．経路としては，前脊髄小脳路は両側性に上行して上小脳脚から，後脊髄小脳路は同側性に上行して下小脳脚から小脳へ向かいます．

　前庭器官からの感覚情報は，下小脳脚を経て小脳にいたるものと，視床 Vim 核を経て大脳皮質へと向かう経路があります．

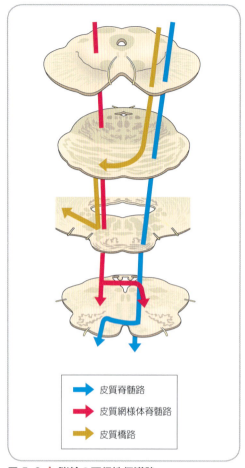

図 5-9 ｜ 脳幹の下行性伝導路

→ 皮質脊髄路
→ 皮質網様体脊髄路
→ 皮質橋路

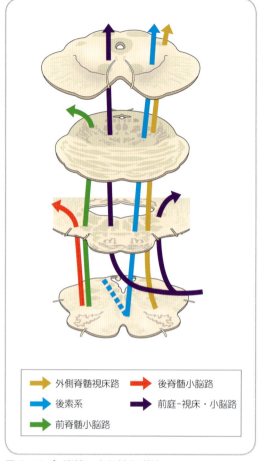

図 5-10 ｜ 脳幹の上行性伝導路

→ 外側脊髄視床路
→ 後索系
→ 前脊髄小脳路
→ 後脊髄小脳路
→ 前庭-視床・小脳路

4-3　小脳系

　前述のとおり，脳幹（橋）は小脳脚を介して小脳と機能連結しています．図 5-11 は脳幹（橋）と小脳における機能連結の模式図です．小脳脚には上小脳脚・中小脳脚・下小脳脚があり，それぞれ異なる神経線維が通過しています．

　中小脳脚には，大脳（対側）および橋核から発する神経線維が通過します．大脳からの入力は，主に小脳半球部（後葉）へと伝達され，大脳-小脳系システムとして運動機能・認知機能に重要なループを形成します．上述のとおり，**大脳-小脳系システムが損傷された場合には，小脳性失調や認知機能の障害が生じます**．臨床的に，**小脳性認知情動症候群**（cerebellar cognitive affective syndrome；CCAS）はリハビリテーションの阻害因子として注意すべき症候です．たとえ，直接的な損傷が小脳になくても，大脳-小脳系システムの構成要素である橋核や中小脳脚に病変が生じた場合は，同様の症候を呈する可能性があります．

　下小脳脚には，脊髄（同側）から発する脊髄小脳路の神経線維が通過します．これら非

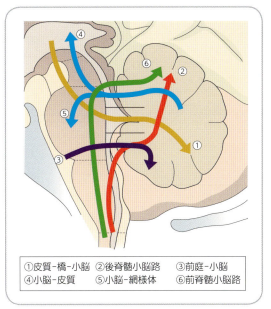

①皮質-橋-小脳　②後脊髄小脳路　③前庭-小脳
④小脳-皮質　⑤小脳-網様体　⑥前脊髄小脳路

図5-11｜脳幹と小脳の機能連結

　宣言的な感覚情報は，主に小脳半球部(前葉)や小脳中間部・虫部へと伝達され，脊髄-小脳系システムとして姿勢制御や肢運動に重要なループを形成します．さらに下小脳脚には，前庭神経核(同側)から発する神経線維も通過します．前庭神経核からの感覚情報は，主に小脳虫部や小脳片葉へと達され，前庭-小脳系システムとしてバランス制御に重要なループを形成します．

　小脳で処理された情報は，大脳や脊髄へ再び返還されます．この返還の出発点が小脳深部の**小脳核**です．小脳核からの神経線維は上小脳脚を通過し，それぞれ大脳・脊髄へと向かいます．大脳へ向かう神経線維は，上小脳脚を出たのちに上行しながら交叉(上小脳脚交叉)し，大脳(対側)へと経路を形成します．脊髄へ向かう神経線維は，上小脳脚を出たのちに網様体(同側)へと達し，網様体脊髄路として脊髄を下行していきます．

5 | 脳神経

　中脳・橋・延髄には，それぞれの高位に**脳神経核**が存在します．脳神経核には12対の脳神経が出入りしており，主に顔面・眼球・口腔(嚥下)の機能に関与しています(図5-12)．脳神経はその機能特性から運動性・感覚性に大別され，運動性の脳神経は皮質核路の支配を受けます．本項では，リハビリテーションにおいて重要な脳神経を解説します．

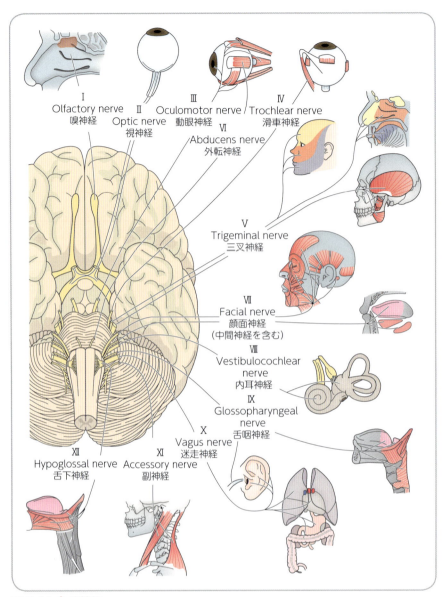

図 5-12 ｜ 脳神経

5-1 動眼・滑車・外転神経（眼）

　視覚情報は，身体制御や環境適応に際して意思の有無にかかわらず収集されるべきものであり，それには眼球運動が正常に作動されることが前提になります．この**眼球運動を保証するのが，脳神経である動眼神経・滑車神経・外転神経**です．

　動眼神経・滑車神経は中脳に脳神経核が存在します．動眼神経核は中脳上丘レベルにおける中脳水道の吻側に位置し，動眼神経は両大脳脚の内側を走行して眼球に向かいます．滑車神経核は動眼神経の直下，中脳下丘レベルにおける中脳水道の吻側に位置し，滑車神経は尾側より脳幹を出て大脳脚を周回するようにして眼球に向かいます．それぞ

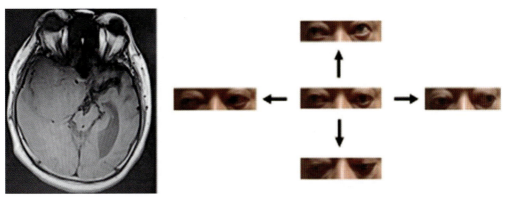

図 5-13 ｜ 髄膜腫による動眼神経，滑車神経障害例の画像所見と眼球運動

れ外眼筋を接続し，動眼神経は内上方，滑車神経は外下方の眼球運動を支配します．外転神経核は橋下部における第四脳室の吻側に位置し，外転神経は橋下縁より出て眼球に向かいます．外転神経も同様に外眼筋へ接続し，外方の眼球運動を支配します．

脳幹病変によって神経核が損傷した場合は，必然的にそれぞれが支配する眼球運動は障害され，複視や斜視が生じるほか，自由度の高い眼球運動が困難になります．実際に，蝶形骨内側型髄膜腫による圧排で，中脳由来の動眼神経・滑車神経に障害をきたした症例の画像所見と眼球運動（右眼）を図 5-13 に示します．橋由来の外転神経は残存するため外方への眼球運動は可能な一方で，動眼神経・滑車神経が支配する運動方向，特に内方・下方への眼球運動が困難であることが分かります．

5-2 顔面・三叉神経（顔面）

　非言語的なコミュニケーションの 1 つとして表情があり，他者は表情から相手の気分を読み取ります．仮に，脳神経の障害によって変化した表情をネガティヴに捉えられることがあれば，それは当人にとって深刻な問題です．また臨床的に，顔面の違和感（異常感覚や感覚消失）に悩まれる症例は多く，不眠やうつに波及する場合もあります．脳幹病変に伴うこれらの問題は，顔面神経や三叉神経の障害に起因します．

　顔面神経・三叉神経の脳神経核は橋に存在します．顔面神経核は橋下部における被蓋の腹側に位置し，近接する外転神経核を周回した後に脳幹を出て表情筋を支配します．**顔面神経が障害を受けた場合は顔面麻痺として特徴的な表情を呈します**．また，顔面の前頭部に対する皮質核路の両側性支配を背景に，顔面麻痺は中枢性と末梢性に分けられ，病変の高低によって麻痺の呈し方は異なります．大脳病変の場合は，中枢性麻痺として顔面下半の麻痺（口角が下がる）が出現します．対して橋病変の場合は，末梢性麻痺として顔面一方側の麻痺を呈します．三叉神経核は橋中部における被蓋の外側に位置し，感覚核と運動核に大別されます．感覚核に由来する三叉神経は顔面の体性感覚に関与し，運動核に由来する三叉神経は咀嚼に関与します．**三叉神経に障害が生じた場合は，顔面の知覚麻痺や咀嚼力の低下が出現するとともに，顔面の異常感覚を呈する可能性が**

あります．

5-3 内耳神経（平衡）

　身体の平衡制御には感覚情報が不可欠です．具体的に感覚情報とは，視覚・体性感覚・前庭覚を指します．本項では，内耳神経に由来する前庭覚について解説します．

　内耳神経は前庭神経と蝸牛神経から構成され，前者は前庭情報，後者は聴覚情報を脳幹に伝達しています．前庭神経が関与する三半規管からの情報（頭の回転運動）は，橋下部における被蓋の外側に位置する前庭神経核へと伝えられ，下行性線維を介して抗重力筋活動や立ち直り反応に作用しています．もし，**内耳神経に障害が生じた場合は，めまいや眼振が生じるほか，バランス障害を引き起こします．**

5-4 舌咽・迷走神経（嚥下）

　延髄に位置する舌咽神経・迷走神経が脳血管障害で障害されることは稀です．舌咽神経は主に味覚や咽頭の体性感覚に関与します．迷走神経は咽頭や喉頭の筋を支配し，発声に関与します．それぞれが単独で障害されることは少なく，**両者が障害されると嚥下障害を引き起こします．**

症例

16歳男性　Aさん

重度の意識障害で四肢の動きもありませんでした

脳画像から「障害像」を考えてみよう

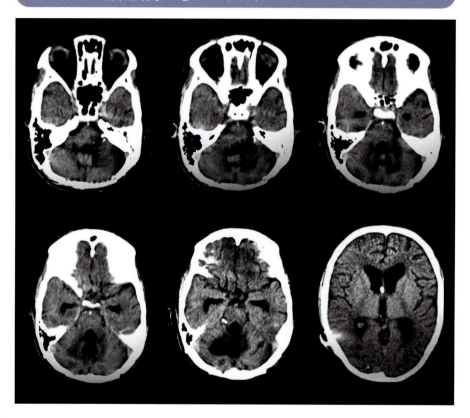

Hint
- 小脳脚の低吸収域は左が大きい．
- 小脳虫部の低吸収域は全体に及ぶ．
- 両側小脳核周囲にも低吸収域がみられる．

経 過

1 患者とその背景

- 診断名：小脳出血，水頭症術後
- 年齢・性別：16歳　男性
- 家族構成：父・母・弟との4人家族
- 社会的背景：中学3年生，サッカーが好き

2 発症から入院までの経過（表1）

　突然の頭痛，嘔気・嘔吐を伴った後，意識障害を呈し救急病院へ搬送された．頭部CTで小脳出血，脳室穿破，水頭症を認め，切迫脳ヘルニアの状態であったため，開頭血腫除去術，脳室ドレナージ術を施行．血腫量は約35 mL（45×33×47 mm）．術後GCSでE3，VT，M6の状態まで改善し，ある程度意思疎通がとれる状態となった．その後，血管造影で動静脈奇形と診断され，18病日に左前下小脳動脈塞栓術，開頭動静脈奇形摘出術を施行するが，術後は意識の回復が悪く，意識レベルの低下した状態が続いた．水頭症は開頭動静脈奇形摘出術後に脳室ドレナージチューブを抜去して様子をみていたが，悪化を認めたため，46病日に脳室-腹腔シャント術を施行．
　66病日に当院回復期リハビリテーション病棟に入院した．

画像の解釈と問題点の整理（図1）

　下小脳脚には後脊髄小脳路や副楔状束核小脳路，オリーブ小脳路がとおり，同側の四肢の非意識性深部感覚を小脳虫部・傍虫部に，運動によって得られた誤差情報を小脳皮質に送り，運動系を調節している．このため，Aさんには下肢の協調運動障害（左＞右）がみられる可能性が高い．
　また，橋左背側にも低吸収域が認められ，この付近には前庭神経核や外転神経核が存在する．したがって，前庭小脳系の問題に加え，左側の眼球外転運動が障害されることが考えられる．

表1 | 発症からの経過

0病日	小脳出血発症→開頭血栓除去術
18病日	動静脈奇形摘出術→術後の意識回復不良（意識レベル低下）
46病日	脳室-腹腔シャント術（V-Pシャント術）
66病日	回復期リハビリテーション病棟に転院

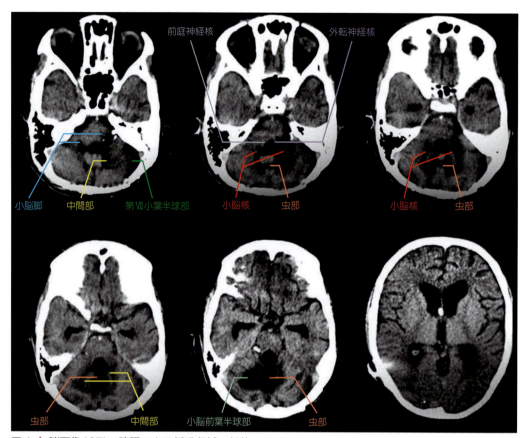

図1 | 脳画像（CT）で確認できる低吸収域の部位

　さらに，小脳虫部には広範な出血が認められる．虫部前上部は歩行をはじめとする体幹と上下肢の複合運動の制御に関与しており，虫部後部は随意的眼球運動や滑動性眼球運動などの眼球制御に関与している．虫部前下部は身体の平行と姿勢制御および頭位制御に関与する．このことから，眼球運動障害，前庭機能障害，頭位制御困難などの問題が予測された[1]．

　このほか，出血は大脳小脳系の一部として協調運動に関与する小脳前葉半球部にも及んでいることから，低緊張や協調運動障害（右＞左）を呈する可能性があり，低吸収域が小脳核，小脳中間部にも存在することから，両側小脳核への出入力が障害を受け，大脳小脳系，脊髄小脳系，前庭小脳系に影響が出る可能性も否定できない．

　一方，大脳実質には器質的な損傷を認めないことから，大脳皮質および皮質脊髄路は直接的な損傷を免れている可能性が高いと考えられた．

※　　　　　※　　　　　※

　以上のことから，Aさんは，身体機能としては四肢・体幹の運動失調やバランス障害が大きく存在するが，皮質脊髄路は残存しているため随意運動は可能と考えられた．しかし，大脳そのものは損傷を受けていないものの，診断名に水頭症が存在し，小脳核にも損傷を認めているため大脳機能は全体的に低下している可能性はある．活動面では，

思考，計画，遂行といった前頭葉機能が保たれているならば，環境調整や福祉用具の使用により身体機能面をカバーして日常生活動作は自立できると考えられた．

プロブレム・リスト

■ 協調運動・姿勢制御の問題
①下小脳脚の損傷 → 下肢の協調運動障害（左＞右）
②橋左背側の低吸収域 → 前庭小脳系の問題，眼球外転運動障害（左）
③小脳虫部の広範な障害 → 眼球運動障害，前庭機能障害，頭位制御困難
④小脳前葉半球部の損傷 → 筋低緊張，協調運動障害（右＞左）
■ 脳のシステムの問題
⑤小脳核，小脳中間部に低吸収域 → 大脳小脳系，脊髄小脳系，前庭小脳系の障害
■ その他
⑥大脳実質に器質的損傷はない → 失調はあるが随意運動は可能か？

臨床像と画像の読み合わせ

1 入院時の状態（初期評価）

入院時，Aさんは JCS 三桁の意識障害を呈しており，眼球の細かな動きをときどき認めるものの，追視や瞬目反射はまったくみられなかった．気管切開があり声を出せる状態ではないが，口腔顔面の運動は認められず，意思を伝えようとする動きもみられなかった．

筋緊張は頸部，体幹，四肢とも弛緩しており，随意運動はみられなかった．感覚についても触れたり，痛みを加えても反応は得られなかった．抗重力的な筋活動がみられないため，頸部，体幹は極度に不安定であり，起居や移乗には 2 人以上の介助を要した（表2）．

2 実際の臨床像（CT 画像との相違）

1）第一の問題点は「意識障害」だった

CT 画像からは小脳にかかわる大脳小脳系，前庭小脳系，脊髄小脳系といった問題点を中心に考えたが，入院時の一番の問題点は意識障害であった．小脳出血は後頭蓋窩において急激な占拠性病変を示し，意識障害や脳幹部症状を呈するとされているが，血腫そのものが脳幹部に進展することは少なく，後頭蓋窩の脳圧亢進や血腫による脳幹部圧排によるものが大部分であると考えられている（図2）．

Aさんの場合，脳室穿破を伴う出血かつ出血量が多く，脳幹部圧排による影響と水頭症の影響によって大脳全体が機能しにくい状態となっていたことから，意識障害が重篤化したものと考えられる．

表2 | 初期評価（70病日）

評価項目	回復期入院 （70病日）	評価項目	回復期入院 （70病日）
JCS	300	SARA	
MMT(R/L)		歩行	8
上肢近位	0/0	立位	6
上肢遠位	0/0	座位	4
下肢近位	0/0	言語障害	6
下肢遠位	0/0	指追い試験	5
SIAS(R/L)		指鼻試験	5
上肢近位	0/0	手・回内外	5
上肢遠位	0/0	踵・脛試験	5
下肢近位	0/0	BBS	＊
下肢遠位	0/0	BI	0
表在感覚	＊（逃避反射−）	FIM	
深部感覚	＊	運動項目	13
		認知項目	5

＊は精査困難

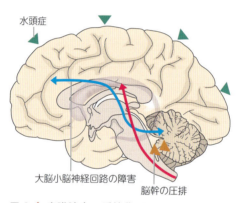

図2 | 意識障害の重篤化因子

2）意識障害への対策

　意識障害に対しては，装具を使用した立位・歩行練習を行い，脊髄視床路，脳幹網様体賦活系に働きかけるよう練習を進めた．筋が弛緩していることからアライメントが崩れやすいため，下肢に対しては金属支柱つきの長下肢装具を，頸部の前屈に対してはアドフィットUDブレイスを使用し，アライメントを整えて練習を行った．

　しかし，小脳出血後の脳幹圧排により意識障害が重篤化しているということは，脳幹内に存在する脳幹網様体や脊髄視床路そのものも間接的に障害されている可能性がある．そのため，脊髄から上行する神経だけではなく，本人が好んでいた香りや，光の刺激，好きな音楽を聴くといった大脳に直接入力が可能な感覚入力を併せてリハビリテーションを行っていくことも重要と考えた．

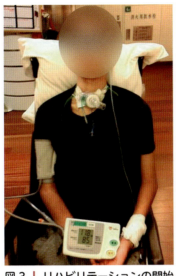
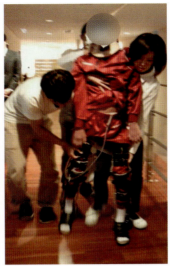
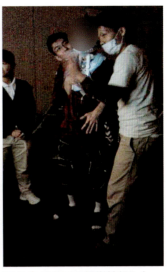

図3 ▎ リハビリテーションの開始
NGチューブ，気管切開，点滴，バルン留置カテーテルをつけた状態でリハビリテーションを開始した．

図4 ▎ 3人介助での歩行練習

図5 ▎ 立位での視覚情報入力

実際のリハビリテーションとその結果

1 入院当初からリハビリテーションの開始時

　　　入院当初は発熱，頻脈など全身状態が不安定であったため，車椅子に座る時間を増やすなどコンディショニングを中心に実施した（図3）．血圧変動や脈が落ち着いているときにはティルトテーブルや長下肢装具を使用した立位練習を開始し，徐々に立位練習時間を拡大していった．

　　覚醒レベルには変わりがなかったものの，次第に全身状態は安定し，入院3週目にはさらなる感覚入力を目指して，3人介助での歩行練習を開始（図4）．家族は毎日病院に通い，リハビリテーションに参加するだけでなく，空いている時間にも積極的に声かけや手足のマッサージを行った．

　　覚醒は不動的であったが少しずつ開眼する場面が増え，入院2か月目には立位をとることで開眼するようになるとともに，右眼球の動きがみられるようになった（図5）．はじめ注視できる時間は数秒であったが，動く人や物に反応できていたため，本人が好きだったサッカーを見たり，Wii®（任天堂）などのTVゲームを立って見る時間を設けた．左目も後に動くようになったが，さらに1か月程度時間を要した．これは左側の動眼神経を含む脳幹が圧排を受けた可能性が考えられる．

2 入院 3 か月～5 か月頃

1) 入院 3 か月頃

　入院3か月目，体性感覚に加えて前庭小脳系や脊髄小脳系を介して網様体を賦活するため，バランスボールに座って壁にもたれたり，膝立ちや膝歩き練習を行い股関節・体幹に働きかける練習を行った．はじめて膝立ちになって左右への重心移動を行っている際，自ら左股関節を屈曲して足を振り出し，片脚立ちになる場面がみられた（図6）．これが発症後初めての随意的に観察された運動であった．頻度としては10～20回の重心移動に1回であり，覚醒不良の際には1日1回もできないこともあったが，重心移動にあわせて随意的に膝を立てたことは，固有感覚から重心移動を感知する脊髄視床路や，随意的に足を振り出そうとする大脳皮質から筋へと下行する皮質脊髄路の神経回路が残存している可能性を示唆するものであった．

　この運動をきっかけに感覚野への入力や脳幹網様体の賦活，皮質脊髄路の賦活を考慮した練習を取り入れて，同時期よりベッド上で手先，足先の動きも認めるようになった．はじめのうちは痙攣と見分けがつかない程度のわずかな動きであり，規則性はなく，単に動かしているだけという状態であったが，膝立ちや立位練習中にもその動きは増えていった．

2) 入院 4 か月頃

　入院4か月目には指を動かせるようになり，目の注視や追視も可能であったため，立位・歩行練習に加えて目と手を使うような課題，たとえば「自動販売機に行ってボタンを押してもらう」「ゲームのコントローラのボタンを押す」といったような課題を行った．難易度設定に関しては，上肢に関しては近位部の動きは全くみられなかったため，近位部の動きは全介助で誘導し，指先の動きだけで実施できる難易度に調整した．

3) 入院 5 か月頃

　入院5か月には手関節以遠の動きができるようになり，また目の前で行えば，じゃんけんで相手の手に勝つように手を動かすことができた（図7）．これは，視覚情報が眼球から後頭葉に入力されるとともに，腹側視覚経路を通じて見たものが何かを理解できている証しでもある．さらに，勝つために何を出すか考える前頭葉機能も機能し始めていることも考えられた．

　入院からの3か月間は気管への唾液の垂れ込みや吸引される痰の量も多かったが，徐々にその量は減っていった．言語聴覚士と主治医とが相談し，スピーチカニューレを経ていったん気管切開カニューレを抜去．1回目は誤嚥性肺炎を発症し再度気管切開カニューレを挿入することとなったが，2か月後の再抜去で呼吸，唾液処理は安定した．

　5か月時点でJCSは10．運動機能は上下肢とも手先・足先といった遠位部のみ随意運動が可能であり，麻痺は認めなかった．近位部に関しては特定の場面でのみ股関節の運動を認めたものの，ベッド上ではほとんど運動には至らなかった．感覚についてはくす

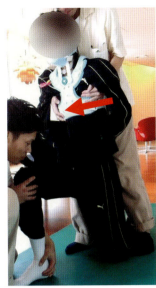 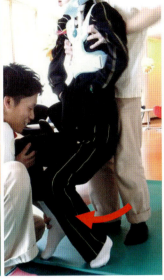 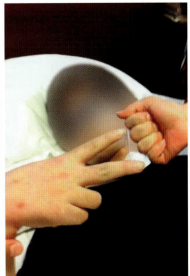

図6 | 重心移動を行うことで自ら足を振り出す　　図7 | 手を動かし"じゃんけん"をする

ぐるなどの弱い刺激でも逃避的な動きを認めていたため，脊髄視床路はある程度残存していると考えられた．手足は動きつつあったが，動く頻度はまだまだ少なく，覚醒が十分でなければ動きは認めなかった．カニューレ抜去後も一切発声がなく，四肢の動きはあっても本人の意思は感じ取れず，コミュニケーションは全くできない状態であった．そのため介助量に大きな変化は認めなかった（表3）．

　この時期は，入院時よりも覚醒が向上し，手足の遠位部に動きが出てきた段階であった．CT画像から身体機能が改善する見込みはまだ残存していると考え，当院理事長に相談．結果，さらに4か月の間，当院でのリハビリテーションを継続することとなった．また，家族の希望で支援学校に入学．学校の教諭が週2回は病院を訪れ，訪問授業という形でリハビリテーションに参加した．

❸ 入院6か月～9か月頃

1）入院6か月頃

　6か月目にいったん胃瘻造設のため転院し，再入院．このころにはJCSは一桁台になり，ベッド上で膝を立てたり，手を頭の上まで挙上することができるようになった．また，「膝を伸ばす」「手をあげる」といった短文レベルでの運動の指示にも従えるようになった．

　観察から，上下肢ともに企図振戦や測定異常などの運動失調は出現していたが，随意性は保たれていた．立ち上がりや移乗といった動作場面では筋力を発揮するタイミングに遅れはあったものの，下肢筋力の発揮が可能であったため，動作を通じて反復練習を行った．しかし一方で，この頃まではセラピストが提供する課題に対して抵抗なくリハビリテーションを実施できていたのが，背臥位から起こそうとすると後ろに突っ張り起

表3 | 中間評価（220病日）

評価項目	回復期入院 （70病日）	入院後5か月 （220病日）	評価項目	回復期入院 （70病日）	入院後5か月 （220病日）
JCS	300	10	SARA		
MMT(R/L)			歩行	8	8
上肢近位	0/0	1/1	立位	6	6
上肢遠位	0/0	3/3	座位	4	4
下肢近位	0/0	1/3	言語障害	6	5
下肢遠位	0/0	2/2	指追い試験	5	5
			指鼻試験	5	5
SIAS(R/L)			手・回内外	5	5
上肢近位	0/0	1/1	踵・脛試験	5	5
上肢遠位	0/0	3/3	BBS	＊	＊
下肢近位	0/0	1/1	BI	0	0
下肢遠位	0/0	3/3	FIM		
表在感覚	＊（逃避反射−）	＊（逃避反射＋）	運動項目	13	16
深部感覚	＊	＊	認知項目	5	5

＊は精査困難

きるのを拒んだり，ベッド端座位からでも横になろうとするなど，拒否的な意思を示すようになった．

　覚醒が良くなり，四肢の随意運動が可能となり，意思もみられるようになってきた．失調は四肢・体幹ともに重度ではあるが，自宅に帰るためには介助量の軽減も必要な課題であり，四肢・体幹の運動失調の改善，皮質脊髄路の賦活および筋力向上に向けて，自ら身体を動かすような動作場面を増やすことが必要と考えた．そのため，立位，歩行では長下肢装具が必要なほど股関節・膝関節伸展筋力は弱く，失調もあったが，あえて装具を外して足を振り出しやすくして歩いたり，両手を使って姿勢を保持するような場面を設けた．アライメントは乱れやすい状態であったが2人介助でアライメントに注意して練習を行った．

2）入院8か月頃

　リハビリテーションを重ねるにつれて筋力が向上し，8か月目には腋窩介助での立位保持が可能となった．歩行場面では initial contact に踵から接地できないことが増えてきていたが，立位，歩行場面では短下肢装具を装着した状態でも下肢の振り出しが可能となっていたので，踵接地を保証するため短下肢装具での立位，歩行機会を増やした．頸部の伸展筋活動は得られにくい状態であったが，随意的な伸展は可能であったため，頸部の装具を外して口答指示や徒手修正にてアライメントを整え練習を実施．上肢についても立位，歩行場面で使えるよう，平行棒や手すりを支持して立つ機会を提供した．

　また，家族もリハビリにより積極的に参加してもらい，自宅退院に向けた日常生活動作や歩行介助練習を行った（図8）．意思疎通が図りにくい状態であったが，離床拒否やベッドに戻りたいという意思は徐々に増しており，ベッドから起きることに関して介助

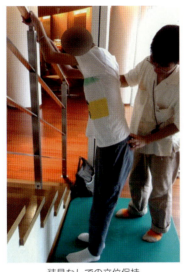 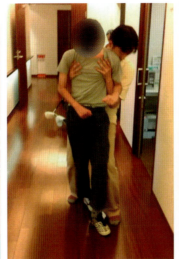 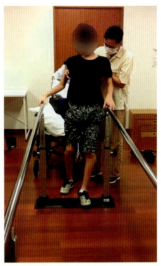

装具なしでの立位保持　　　　　　　靴での歩行練習　　　　　　　　平行棒内での歩行練習

図8 ｜ 立位の保持と歩行練習

量は増えた．いったん離床し，部屋から離れてリハ室に向かうと，自ら部屋に戻ろうと車椅子を操作したり，エレベータに向かうようになった．

運動機能の改善はさることながら，セラピストが来たときだけ離床を拒否して起きることを拒んだり，立位練習中も車椅子に座ろうとしたり，車椅子に座って部屋に戻ろうとすることは，視覚，聴覚，体性感覚などの後頭葉，側頭葉，頭頂葉といった環境情報を処理するネットワークが機能していることを示唆している．しかし一方で，前頭葉に関しては拒否・抵抗があり，臥床以外の自発性がみられないことから，前頭葉はまだ十分目覚めていないことが考えられた．

4 入院9か月目以降

1）9か月目以降

9か月目以降も運動機能の向上と介助量の軽減を目指し，動作練習を中心に行った．部屋に戻って横になりたいという意思はさらに増していたが，筋力や力を発揮するタイミングはよくなっており，歩行距離は介助下ながら増大していたため，当院の地下1階から1階の部屋まで歩行器を使って帰ったり，その過程でエレベータを操作したり，扉を開け閉めする場面をつくってバリアを設け，前頭前野ループである認知，計画，遂行を通じて大脳全体を賦活化しようと考えた（図9）．

2）退院（290病日目）

当院入院から290日目に自宅退院となる．最終評価（表4）ではJCS 3，上下肢の近位・遠位部とも随意運動可能であり，筋力はMMT 4レベル．動作上では上下肢とも重度の運動失調を認めた．姿勢保持に関して，座位は支持物を把持していれば数秒保持可能であったが，立ち直り反応はみられなかった．立位に関しても支持物にもたれたり，抱き

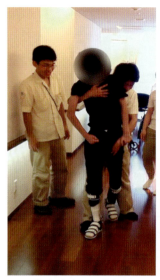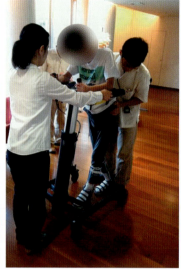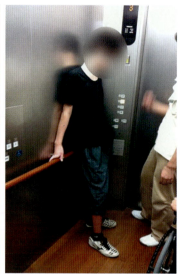

図9 | 病院内での歩行練習など

表4 | 退院時の評価（290病日）

評価項目	回復期入院 （70病日）	入院後5か月 （220病日）	回復期退院 （290病日）	評価項目	回復期入院 （70病日）	入院後5か月 （220病日）	回復期退院 （290病日）
JCS	300	10	3	SARA			
MMT（R/L）				歩行	8	8	8
上肢近位	0/0	1/1	4/4	立位	6	6	6
上肢遠位	0/0	3/3	4/4	座位	4	4	4
下肢近位	0/0	1/3	3/3	言語障害	6	5	5
下肢遠位	0/0	2/2	2/2	指追い試験	5	5	5
				指鼻試験	5	5	5
SIAS（R/L）				手・回内外	5	5	5
上肢近位	0/0	1/1	5/5	踵・脛試験	5	5	5
上肢遠位	0/0	3/3	5/5	BBS	＊	＊	＊
下肢近位	0/0	1/1	5/5	BI	0	0	20
下肢遠位	0/0	3/3	5/5	FIM			
表在感覚	＊ （逃避反射−）	＊ （逃避反射＋）	＊ （逃避反射＋）	運動項目	13	16	28
深部感覚	＊	＊	＊	認知項目	5	5	7

＊は精査困難

つくような姿勢で立位保持が可能であったが，頸部・体幹の立ち直り反応，ステップ反応はみられなかった．基本動作は起居，移乗とも1人介助で可能．口答指示による協力動作は得られるため，基本動作は軽介助で可能であった．

　生活動作について食事は胃瘻全介助．更衣も臥位にて袖・裾をとおすことは可能であるが自己動作が少なく，声かけや時間を要する状態であった．排泄動作はわずかにズボンの上げ下げが可能であるが，立位の不安定さや拭く動作には重介助を要した．移乗はベストポジションバーや手すりがあれば軽介助で可能であり，移動についても家族介助

下での歩行は可能であった．

　高次脳機能障害については発声が認められなかったが自ら訴えようとする場面も認めず，理解については簡単な指示は理解できていたため失語の可能性は否定できた．記憶については会話ができないため精査困難であったが，家族やセラピストの顔を認識できていたり，リハ室から部屋まで迷わず帰ることができたため，記憶障害の可能性も低いことが考えられた．課題に対する集中力に持続性が少ないことから，全般性注意障害，ベッドから離れようとしない意欲・発動性の低下を認めた．

　FIM は 35 点と介助量は多い状態であったが，社会資源を利用し，母親の介助で生活可能なレベルとなった．嚥下に関しては退院前の嚥下造影検査(VF)にて，トロミ 10，ゼリー程度の飲み込みが可能となった．

❺ 訪問リハビリテーション開始

　CT 画像による予測どおり，四肢・体幹の運動失調は認めるものの四肢の運動は可能となった．また，声かけや簡単な指示に対しても協力が得られるようになり，ゼリー程度の飲み込みもできるようになった．一方で，自発的な行動はほとんどみられず，コミュニケーションは家族から声をかけなければ反応が得られない状態であり，日常生活においては介助量が多い状態であった．

　自発的に動こうとする意思は扁桃体，帯状回，前頭葉によるところが大きく，前頭葉は大脳小脳神経回路を用いて小脳と連絡を取り合っていることから，自発性の低下は小脳由来である可能性が高いと考えられた．しかし，扁桃帯，帯状回，前頭葉そのものは損傷を認めないことから，課題を通じて感覚連合野からの入力を行い，その機能を高めることで自発性は取り戻せるのではないかと考えた．家族の希望としても，「何がしたいか言ってほしい」「退院前の検査でクリアした嚥下練習を引き続き行ってほしい」という思いがあったため，自発性の向上，嚥下機能の向上を目標に訪問リハを開始した．

1) 訪問開始〜2 週間

　訪問開始後 2 週間は環境の変化に本人が適応できるよう動作を誘導しながら，家族からの質問に答える形での介助指導を中心にリハビリテーションを行った．トイレ，入浴，更衣といった日常生活動作にも直接介入して練習を実施し，歩行に関しては病院でのリハと同様に外に出る(ベッドから離れる)ことには拒否があったが，いったん外出し，帰宅しようとする際には歩行器を使って帰ろうとしたため，外に出て家に帰る課題を反復して実施した．A さんは，マンションの部屋まで最短距離で帰ろうとしたり，玄関の扉が閉まっていれば扉を開けようと行動した．課題は比較的拒否の少ない動作や，自発的に動こうとする課題を中心に選択して実施した．言語療法では嚥下機能の向上に向け，本人の好きなものを食べやすい，飲み込みやすい形にして直接嚥下練習を行った．

2) 訪問後 3 週間〜1 か月経過時

　3 週間経過する頃には，「脱衣所にきたときには何をしないといけないか」「外に行けば

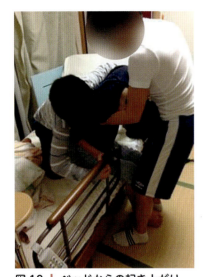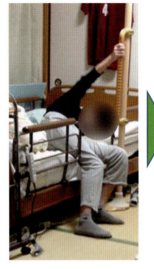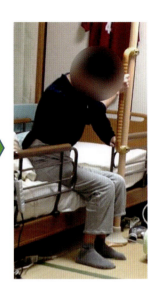

図10 ベッドからの起き上がり
介助下での起き上がりから，自ら起き上がりベッド端に座るようになった．

「何をしないといけないか」など，自宅環境の理解ができようになってきた．そのため，誘導するのではなく，いったん考える時間をつくり，本人の動作を待って，自発的に行動するようリハを進めた．同じ課題でも，日によってできるとき，できないときがあったが，本人のペースにあわせて無理強いはせずに進めていった．

情動面の制御の困難さといった小脳性認知情動症候群（CCAS）の症状はあってもおかしくないと考え，無理強いはせず本人のできることを繰り返していき，動作の自立度向上に努めた．離床拒否というネガティヴな事象が存在するなか，それ以上介入困難となる因子を増やしたくなかったのも理由の1つである．

訪問開始から1か月が経過する頃には少しずつ自発性に変化がみられた．いままでは介助下でしかベッドから起きなかったのが，自ら起きてベッド端で座るようになった（図10）．はじめはAさんが何をしたいかわからなかったが，トイレに誘導すると排泄があった．その後もトイレに行きたい時は起きるようになり，排泄意思がより明確になった．また，食べ物を見ても興味をもたなかったのが，飴や唐揚げを見て手に取り口に運ぶようになった．

3）訪問後2〜3か月経過時

訪問開始から80日目に母親から，「声が出たんです」と連絡があった．はじめは意味をもたない声が中心であったが，5日後には「ヨーグルトはもういい」「プリンは食べる」「ありがとう」など意味をもった言葉も出るようになった．

一方で，動作に対する拒否は強くなってきており，それまでは多少の拒否はあっても誘導できていたリハや，家族によるトイレ，入浴も拒否するようになった．家族が無理にそれをしようとするとより強く抵抗し，介助者の手をつねったり叩く場面も出てくるようになった．リハの拒否はネガティヴな場面であるが，意思が少しずつ出てきている

ことからも前頭葉が機能しつつあるなかで，CCASによって感情の抑制や自己の行動評価といった機能が部分的にできなくなっているのではないかと考えた．

「もっと良くなってほしい」という思いはあるが，この時点でのAさんの希望は「何もしたくない」であり，また，この段階では2文節レベルの言葉しか理解できず，運動や動作の必要性について十分な理解が得られる状態ではなかった．リハを今後も進めていくなかで大切なことは，嫌がることを増長させないことと，信頼性の構築であった．それに向けて，短い文章でAさんと話し合い，Aさんが納得した運動内容や負荷量を設定することにした．それまではマンションの外に出て，歩いて家に帰る練習を繰り返し行っていたが，歩かないことも選択肢に加えることとし，また，取り組む際には課題難易度を低めに設定し，達成感・満足感の得られやすいものを行うようにした．これ以降，家族にとっても，我々セラピストにとっても，「行っているプログラムが果たしてリハになっているのだろうか」と悩む日々が2か月ほど続くこととなった．

4）訪問後5～6か月経過時

拒否が強くなってから2か月が経過した550病日目（訪問開始から174日目），Aさんの発症前の記憶が戻り，自分の状態が理解できるようになるという転機が訪れた．発症1週間前から当院に入院している間，さらに訪問開始後の173日間の記憶は彼にはまったくなかった．

「うまく動けない」「自分に何があったのかわからない」「どうしてそうなったの？」「いまは何年何月？」とにわかに理解できないことばかりであった．家族は1つひとつを何度も丁寧に説明した．きちんと理解するまでに1週間ほど時間を要したし，受け入れられない部分も多かったであろうが，Aさんはいったんそれらを理解し，「わかった．もとに戻れるようにリハビリを頑張る」と言った．

言葉でのやり取りができるようになったことで指−鼻試験，踵−脛試験なども評価可能となった．観察からしか評価できなかった機能面に関しては，左顔面麻痺，左外転神経麻痺，右半身の温痛覚鈍麻の存在がより明確となった．FIMは70点（運動43点，認知27点），SARAは23点であった（表5）．

Aさんは自身の身体状況については理解できるようになったが，なかなか身体がいうことをきかず，両手を壁について立位を保つことが精一杯であった．片手を離して立つだけでも上肢・体幹の失調が出現するため難しい状態であり，立位での動作には何らかの介助を要した．10 m歩行やTUGはバランスの問題から測定困難であった．

この時点から，Aさんは発症前の性格も取り戻し，拒否もなくなった．滑舌の不十分さはあるものの，会話は日常会話レベルが可能であり，記銘や想起も可能であった．これまでは動作を通じてのみ動作学習を進めてきたが，言葉を用いた細かい指示や説明ができるようになり，本人のしたいことがわかるようになったため，目標設定や自立に向けた取り組みが推進できるようになった．

桑原らは中小脳脚の全体的病変，あるいは歯状核＋上小脳脚病変を有する場合には運動失調の予後は不良であったと報告している[2]．Aさんの場合，両側歯状核の病変を認

表5 | 訪問リハ開始後6か月時の評価（560病日）

評価項目	訪問リハ6か月 （560病日）	評価項目	訪問リハ6か月 （560病日）
MMT（R/L）		SARA	
上肢近位	4/4	歩行	6
上肢遠位	4/4	立位	4
下肢近位	3/3	座位	2
下肢遠位	2/2	言語障害	2
表在感覚	右上下肢の 温痛覚鈍麻	指追い試験	2
		指鼻試験	2
深部感覚		手・回内外	2
運動覚（R, L）	5/5, 5/5	踵・脛試験	3
位置覚（R, L）	0/5, 0/5	BBS	8
FIM		BI	35
運動項目	43		
認知項目	27		

めており，大脳半球からの情報が小脳半球へ伝達されにくいうえ，左小脳脚の損傷から小脳半球の情報が視床や赤核へ伝わりにくい．しかし，まだ動き始めたところであり，不自由ながらも環境を駆使して生活動作が可能となると考え，まずは日常生活動作を「できる」ように，そして「できる」ことが「している」ことになるようにリハを進めた．Aさんは，筋トレをはじめ，自身が効果的であると思ったことは自主トレとして積極的に行うようになり，書字練習，手の練習の一環として日記をつけるようになった．はじめはノート1ページに70字しか書けなかったが，半年後には300字近く書けるようになる（図11）．また，支援学校に週3回通い，外出の場面を設けた．

5）訪問後1年経過時

日常生活動作の整容や清拭，更衣，移乗動作については環境理解がよくなったことで機能の代償が可能となり，直接介入による動作指導を繰り返し行うことで自立度の向上を認めた．失調，バランス，依存心から，入浴動作における脱衣，洗体，移乗，入浴，着衣といった一連の動作が見守りで「できる」ようになるのに1年，その後，これらの動作が「している」ものになるためにはもう1年の時間を要した．

認知機能向上により環境による代償はうまくなっていった反面，小脳本来の失調症状や前庭機能は急激には改善しない．視覚的に下肢の状態を把握しようとするため頸部が屈曲し，体幹前傾，骨盤後退も連鎖して出現した．また，複数の関節を同時にコントロールすることが困難であるため，膝を伸展位に固定して立つ場面も増えた．また，前庭機能も十分ではなく，身体が傾いてから反応するまでに時間を要したし，立ち直っても体幹失調によって身体を正中に保持することが難しく，支持物なしには立つことが困難であった．小脳核は長期運動学習に関与する[3]が，小脳核そのものも障害を受けているうえ，バランスを取ることで精一杯であり，運動学習が図りにくい状態であった．

歩行については下肢・体幹失調が著明であるため，上肢の支持も，壁や手すりといっ

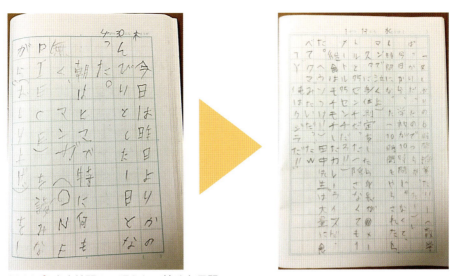

図11 | 書字練習の一環として始めた日記
70字程度であった日記が，半年後には300字近く書けるようになった．

た固定物を支えにしながらの見守り下での歩行が中心となり，杖や四脚歩行器といった歩行補助具の操作は困難であった．また，一歩一歩姿勢修正が必要となるため，10 m歩くのに3分以上時間を要する状態であった．

　より自立した生活に向けて四肢・体幹失調，前庭機能にどのように働きかけるかが重要な課題であった．長期運動学習が図られにくい状態であるAさんにとって，週1，2回のリハだけで機能，能力を向上させるのには時間がかかる．また，運動学習においては同じ運動を繰り返すことができる運動の精度が求められるが，運動失調により運動の精度が大きく低下していることも学習を妨げていた．

　普段の生活のなかでは車椅子で移動して移乗のときだけ立つといった安全性の高い動作は家族へ安心感をもたらしていたが，下肢・体幹失調に働きかけるためには普段の生活のなかでも立ち，歩くことが必要と考えた．リハ以外の日常生活場面，たとえばトイレに行く際などは可能な限り家族の見守りのもと，壁伝いや手すり伝い歩きでの練習を反復して行うよう家族にも協力を求めていった（図12）．

　歩行練習は主に自宅内から始まり，平坦なマンションの廊下で20～30 m歩行可能な環境か，あるいは地面の凹凸が少ない屋外で行った（図13）．はじめは壁伝い歩きや横歩きをとおして立位・歩行場面の拡大と，Kneelingによる体幹・股関節周囲筋の賦活・制御を目指して介入．壁を伝うことで四肢からの感覚入力による空間における身体の位置の把握と，室内移動の安定性向上を目的とした．矢状面上から見ると歩容は左右ともに立脚中期以降骨盤が後退し，体幹は前傾，膝は伸展し，立脚中期から立脚終期にかけて足関節背屈が出現しない状態であった．なかなかうまく歩けないことはAさんにとってもストレスであり，バランスを顧みず速く歩こうと試みる場面も見受けられた．歩容については装具を併用してアライメントを整えつつ，歩行速度については一歩一歩自分でバランスを制御できる歩行速度で，歩行難易度としては両手で壁を支持しながら歩

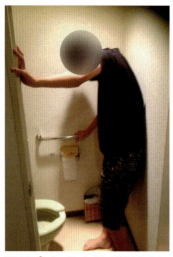
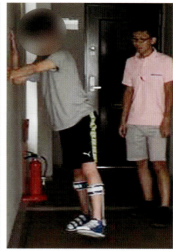

図12 トイレに行く際の歩行　図13 マンションの廊下での歩行練習

く場面から徐々に手の支持を減らしていくよう練習を進めていった．

6）訪問後1年半経過時（表6）

925病日（訪問開始から539日）目のFIMは運動項目57点．ほとんどの日常生活動作が見守りで可能となった．リハ介入としては歩行がメインとなる一方，高校課程の勉強も行っている．歩行は少しずつ，足下を見なくても接地位置の調整ができるようになり，4脚歩行器やロフストランド杖を用いて歩くことが可能となった．依然としてふらつきは認めるものの，立ち直り反応は早くなったことでふらつきの頻度は大きく低下していた．また，屋外での活動範囲が広がるよう電動車椅子を購入．学校には電動車椅子を使用して通学するようになった．

7）訪問後2年半経過時

1,290病日（訪問開始から894日）目のFIMは運動項目76点．日常生活は移動を除いて見守り〜自立レベルとなった．移動に関しては，屋内は車椅子を使用すれば自立しており，壁伝い歩きであれば自身でも移動可能である．屋外については駅周辺であること，自宅周辺に坂道が多いこと，狭い道が多いことなどから電動車椅子でも家族の見守りが必要であるが，今後は自立に向けて練習を重ねていく予定である．

平坦な道では杖歩行も安定しつつあるが，屋外での勾配変化など足底の環境変化によりふらつきを認める状態であり，そこにはもう少し反復した練習，経験が必要である．

表6 ｜ 訪問後1年半以降の評価

評価項目	訪問リハ6か月 (560病日)	訪問リハ18か月 (925病日)	訪問リハ30か月 (1290病日)
MMT(R/L)			
上肢近位	4/4	5/5	5/5
上肢遠位	4/4	5/5	5/5
下肢近位	3/3	3/4	4/5
下肢遠位	2/2	3/3	5/5
表在感覚	右上下肢の温痛覚鈍麻	右上下肢の温痛覚鈍麻	右上下肢の温痛覚鈍麻
深部感覚			
運動覚(R, L)	5/5, 5/5	5/5, 5/5	5/5, 5/5
位置覚(R, L)	0/5, 0/5	1/5, 1/5	1/5, 1/5
SARA			
歩行	6	5	5
立位	4	3	3
座位	2	1	1
言語障害	2	1	1
指追い試験	2	1	1
指鼻試験	2	1	1
手・回内外	2	1	1
踵・脛試験	3	1	1
BBS	8	—	30
BI	35	65	75
FIM			
運動項目	43	57	76
認知項目	27	35	35

引用・参考文献

1) 藤田啓史, ほか：ヒト小脳の構造と解剖学的機能局在. 辻省次（総編）：小脳と運動失調—小脳はなにをしているのか. pp2-16, 中山書店, 2016
2) 桑原聡, ほか：小脳・小脳脚梗塞における運動失調—運動失調の予後および小脳内体性局在について. 脳卒中 15(2)：104-112, 1993
3) 永雄総一：小脳による運動制御機構. 臨床神経学 52(11)：994-996, 2012

Aさんの経過と動画

入院3か月目

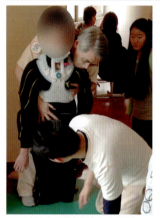

はじめて足を動かした場面

動画 A-1

入院3〜4か月目

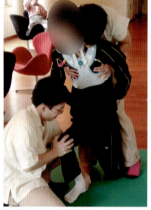

練習風景

動画 A-2

入院6〜7か月目

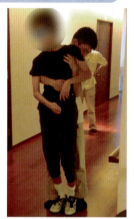

練習風景(靴, 歩行)

動画 A-3

入院8〜9か月目

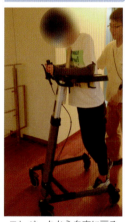

エレベータから自室に戻る

動画 A-4

訪問後1か月

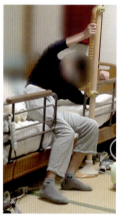

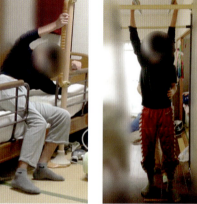

自宅内移動練習

動画 A-5

動画 A-6

訪問後6か月

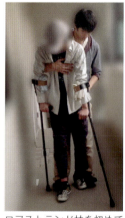

ロフストランド杖を初めて使用

動画 A-7

訪問後 11 か月	訪問後 12 か月	訪問後 19 か月
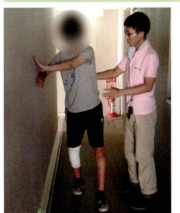	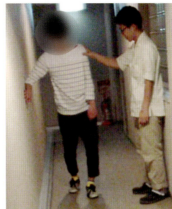	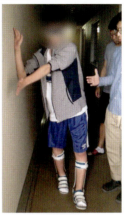
壁伝いでの歩行練習(両手)	壁伝いでの歩行練習(片手)	壁伝いでの歩行練習(両手)
動画 A-8	動画 A-9	動画 A-10

訪問後 24 か月	訪問後 31 か月	訪問後 40 か月
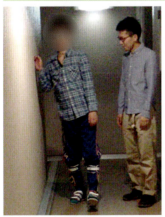	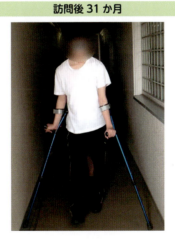	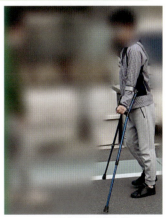
壁伝いでの歩行練習(片手)		ロフストランド杖歩行
動画 A-11	動画 A-12	動画 A-13

16歳男性　Aさん

60歳代男性　Bさん

姿勢制御障害と左半側空間無視が起きた脳のメカニズムは？

脳画像から「障害像」を考えてみよう

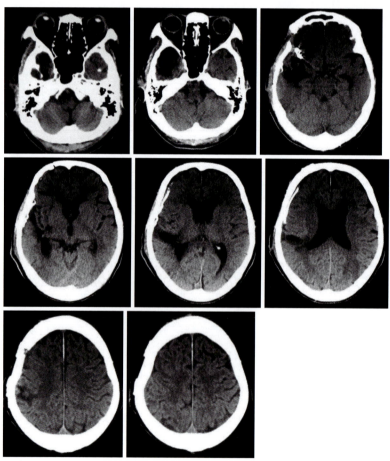

入院時（42病日）のCT像

Hint
- 右半球の側頭葉前部から上側頭回を中心に下頭頂小葉まで低吸収域を認める．
- 損傷は皮質だけでなく皮質下にも及び，白質線維の損傷を認める．

経過

1 患者とその背景

- 年齢性別：60歳代男性．
- 発症前生活：職業は電線工事．妻と二人暮らし．特筆すべき既往歴なし．
- ADL, IADL：自立．自動車運転もしていた．
- 現病歴：中大脳動脈瘤破裂によるくも膜下出血，右側頭葉脳内出血を発症．
  開頭クリッピング術，脳内血腫除去術，外減圧術を施行．

2 入院時（42病日）の状況

発症後42病日目に当院回復期病棟へ入院し，理学療法を開始した．入院時の評価結果を**表1**に示す．

入院時，Bさんは自己の病態や環境を認知できていないことに加え，行為の抑制ができず，病棟生活で転倒を繰り返す，夜間に服を脱ぐなどの異常行動が認められた．その場での会話は成立するものの，内容については記憶面の障害から，間違えていることが多い状況であった．FIM 41点（運動25点，認知16点）であり，整容，更衣，食事，排泄，入浴に介助を要し，移動は車椅子介助であった．

BRSは左上肢Ⅴ，手指Ⅳ，下肢Ⅵ．表在，深部感覚障害は問題なし．上下肢ともに関節可動域に問題なし．静止立位保持は10秒程度で後方へ姿勢の崩れあり．左右ともに片脚立位不能．歩行は，左遊脚期は足尖の引きずりを呈したまま歩行し，対側下肢を越えて前に接地することは困難であった．左立脚期においても，足尖のみの接地となり著しい立脚時間の短縮を認めた．その際，前方への不安定性を認め，3歩程度で介助を要する状態であった（**図1**）．左同名半盲があり，さらに重度の左半側空間無視（**図2**）も認め，BIT通常検査24点，行動検査2点．CBS観察評価24点．MMSE 8点であり，認知機能低下を認めた．

表1 | 初期評価（42病日）

FIM	41点（運動25点，認知16点）
BRS	上肢：Ⅴ　手指：Ⅳ　下肢：Ⅵ
静止立位保持	10秒
片脚立位	左0秒/右0秒
10m歩行テスト	実施困難
BIT	通常：24点，行動：2点
CBS観察評価	24点
MMSE	8点

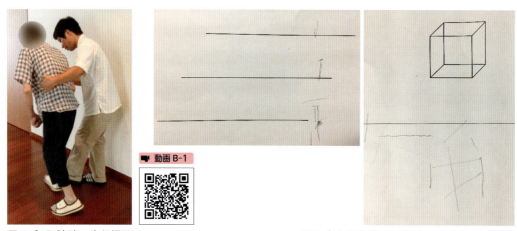

図1 | 入院時の歩行場面

動画B-1

図2 | 入院時線分二等分, 立方体模写試験

画像の解釈と問題点の整理

1) 前庭皮質

　　前庭感覚は，前庭神経核から前庭脊髄路，内側縦束，小脳，脳幹網様体への投射線維だけでなく，大脳皮質へも線維を投射している．大脳皮質への投射線維については，側頭葉から頭頂葉にかけて複数の領域に投射しており，特に外側溝最上部に相当する島皮質（図3の赤い〇囲み）は，前庭皮質のなかでもその中心的な役割を果たしていると考えられている[1]．機能的な役割として，他の感覚（体性感覚や視覚）とは異なり，前庭感覚のみを処理する一次領野はおそらく存在せず，視覚や体性感覚などと統合されて空間内での姿勢や運動を認知し，適切に制御するのに重要な役割を果たしていると推測されている[2]．以上のことから，Bさんは視覚系情報処理の問題に加え，右前庭皮質の損傷により，空間における身体の位置関係を認知できず，姿勢制御障害を呈することが予想された．

2) 上縦束Ⅱ

　　方向性注意システムにおいて，下頭頂小葉，側頭-頭頂接合部，上側頭回など頭頂葉，側頭葉を中心とした後方領域と前頭葉を中心とした前方領域がネットワークを形成している（図4）．後方領域で処理された空間情報は上縦束Ⅱを介し，前頭葉と相互性に連絡することで，能動的，受動的に空間へ注意を向け，空間情報にもとづいたパフォーマンスを行うことができる[3]．Bさんは，右半球の下頭頂小葉，側頭-頭頂接合部，上側頭回の皮質損傷に加え，皮質下線維である上縦束Ⅱの損傷を認め，左半側空間無視を呈することが予想された（図5）．

3) 聴覚野, 上縦束Ⅲ

　　聴覚情報は，蝸牛の聴細胞から内側膝状体を経由し，聴放線を介し横側頭回の一次聴

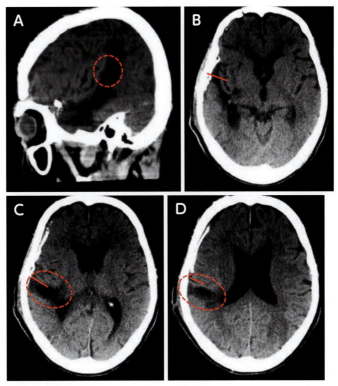

図3 ｜ 前庭皮質

島皮質自体は外側溝の深部にある皮質である（赤い○囲み）（A）．Aに矢状断画像における前庭皮質を示す．まずは外側溝の最上部を同定する．外側溝自体は中脳上部レベル（B）から順番に追っていけば同定しやすい（B～D）．外側溝はおおよそ脳梁体部レベル（D）でなくなるので，外側溝の一番後ろを同定できればその深部の島皮質にあたる部位が前庭皮質と同定できる（C，D赤い○囲み）．

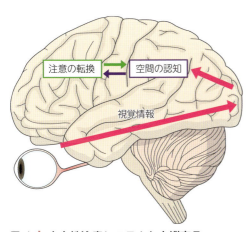 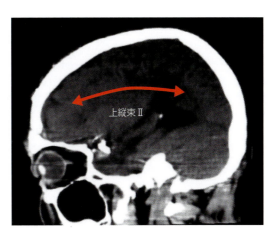

図4 ｜ 方向性注意システムと上縦束Ⅱ

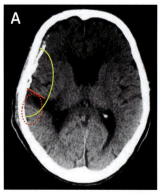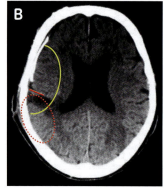

図5｜上側頭回，側頭-頭頂接合部，下頭頂小葉，上縦束Ⅱ
右上側頭回から下頭頂小葉にかけてその皮質または皮質下に損傷を認める．外側溝を同定し，その後方が上側頭回である（Aの赤い○囲み）．外側溝最上部の後ろが側頭-頭頂接合，さらにその上が下頭頂小葉（Dの赤い○囲み）である．そこから前頭葉へ向かう白質線維が上縦束Ⅱである（黄色い実線）．白質線維は神経核や皮質部分をとおることはできないので，上縦束Ⅱは皮質部分（脳溝の入り込んだ部分）より内側，側脳室や大脳基底核より外側をとおる．

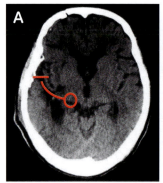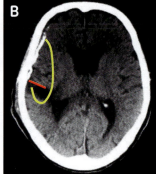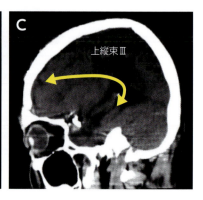

図6｜聴覚野，上縦束Ⅲ
Aは横側頭回と内側膝状体，聴放線を示している．外側溝が内側に入り込んでいる皮質が横側頭回になり，外側に面する皮質が上側頭回になる．内側膝状体はおおよそ松果体レベルで視床の後部に位置する．内側膝状体から横側頭回を結ぶ線維が聴放線である．一次聴覚野，二次聴覚野から前頭葉への連絡線維が上縦束Ⅲになる（B，C）．

覚野（ブロードマン41野），上側頭回の二次聴覚野（ブロードマン42野）に伝達される．特に右の聴覚野は環境音の認知に関与する．聴覚情報は上縦束Ⅲを経由し前頭葉へ伝えられることで，環境音に対しパフォーマンスすることができている．Bさんは，右半球の聴放線，横側頭回，上側頭回の損傷，前頭葉へ連絡する上縦束Ⅲが損傷されており，環境音を認知し，聴覚情報にもとづいたパフォーマンスが困難になると予想された（図6）．

4）視放線

　視覚情報は網膜から情報が入り，視神経交叉の後，視床外側膝状体を経由し後頭葉の一次視覚野に入力される．その際，外側膝状体を経由した線維は視放線を形成する．視放線は，上方の視野情報は腹側を，下方の視野情報は背側を経由して後頭葉の一次視覚野へ伝達される．Bさんの脳画像では，左側脳室後角の前側方で腹側〜背側にかけて，

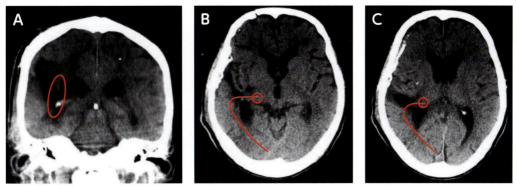

図7 | 視放線
Aは前額断画像における視放線通過位置を示している．外側膝状体は視床の後ろに位置し内側には内側膝状体がある．そこから視放線として側脳室後角の側方をとおり後頭葉の一次視覚野へ線維入力する．Bは視放線の腹側，Cは視放線の背側を示している．

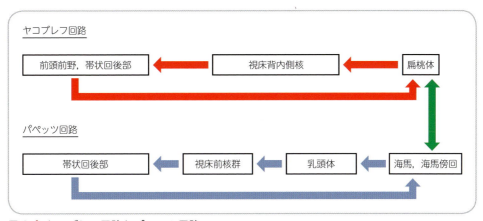

図8 | ヤコブレフ回路とパペッツ回路

低吸収域が認められ，左視野欠損が上方・下方ともに広範に欠損していることが予想される（図7）．

5）側頭葉前部

　側頭葉前部では，側頭極を含む皮質またはその皮質下の損傷に加え，扁桃体に損傷を認める．これらの領域はヤコブレフ回路とパペッツ回路（図8）を介して情動・記憶面の働きに関与し，これらの辺縁系で処理された情報は鉤状束により前頭葉へと伝えられる．記憶情報は扁桃体や前頭葉と連絡することで意味づけされ記憶されると考えられる．このことからBさんは，海馬に直接的な損傷はないものの，扁桃体や鉤状束の損傷により，情動面の障害に加え記憶面の障害を有していることが予測できる（図9）．また，そのほかに姿勢制御や半側空間無視に対するエクササイズを実施する際にも，情動・記憶面の障害があることで，学習を進めにくい状況にあると考えられる．

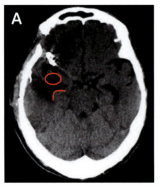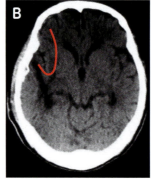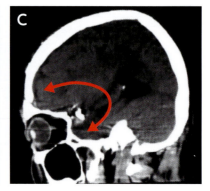

図9 | 海馬，扁桃体，鉤状束
側脳室下角前方が扁桃体，後方に海馬が存在する(A)．鉤状束は側頭葉前部から一度上後方へ向かい外側溝をよけて向きを変え前方の前頭葉へ向かう(B，C)．

6) その他（視床との連絡線維について）

　視床から大脳皮質へ向かう線維は，視床外側に存在する網様核を通過する際，網様核へ側枝を送る．同様に，その他の大脳皮質から視床へ連絡する線維も，網様核を通過するとき側枝を送る．網様核はこれらにより，感覚情報のうち高活動部分に焦点を当て，周辺部分を抑制する機能を持っている．また対応する視床核だけでなく，他の視床核に情報を送ることによって，複数の感覚情報を同時処理することに寄与している[4]．Bさんは，前庭感覚，聴覚，視覚を処理する大脳皮質部分と視床との連絡線維が損傷しており，同時に網様核を介した線維も損傷を受けている．そのため，それぞれの感覚情報を統合し，外部環境を認知する際，網様核と大脳皮質の連絡線維の損傷が複数の障害を部分的に修飾している可能性があることが考えられた．

プロブレム・リスト

■ **姿勢制御の問題**
　①右前庭皮質の損傷 → 姿勢制御障害
■ **視覚・聴覚に関連する問題**
　②右上縦束Ⅱの損傷 → 左半側空間無視
　③右上縦束Ⅲの損傷 → 環境音認知の障害
　④右視放線の損傷 → 左同名半盲
■ **認知・情動の問題**
　⑤右側頭葉前部の損傷 → 情動面，記憶面の障害
■ **その他**
　⑥視床との連絡線維の損傷 → 多感覚統合，注意の焦点化の問題

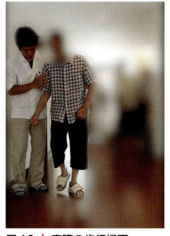

図10 ｜ 実際の歩行場面

動画 B-2

臨床像と画像の読み合わせ

1 歩行不安定性について

　前庭皮質は前庭感覚の皮質投射領域であり，視覚や体性感覚と統合され姿勢の認知を行っている．BさんはCT像で右前庭皮質の損傷を認め，前庭感覚による姿勢認知の障害が考えられた．加えて，右視放線の障害により左同名半盲，右上縦束Ⅱの損傷により左半側空間無視を呈した状態であった．姿勢制御は視覚，体性感覚，前庭感覚により制御されているが，このように前庭感覚と視覚における感覚情報処理が両方とも障害されていることで姿勢制御がより困難な状態であることが予測された．

　実際の歩行場面で，Bさんは空間における左下肢の位置関係が適切に定位できておらず，振り出し困難，足尖での接地がみられた（図10）．そのため，適切な荷重が行えず，本来残存している体性感覚も姿勢制御に有効活用できていなかった．これらのことが，立位，歩行場面での不安定性につながっていると考えられた．

2 半側空間無視について

　Bさんには，右上縦束Ⅱの損傷による重度左半側空間無視が認められた．先に示したCT所見から，右半球の上側頭回から下頭頂小葉の皮質だけでなく，白質線維の上縦束Ⅱも損傷を受けていることがわかる．皮質損傷に比べ，白質損傷は線維が集中し，まとまって損傷を受けやすいため，多数の線維が断裂し，広範な機能障害を呈することが予想された[5]．Bさんも皮質下損傷によって多数の線維が損傷していることが考えられ，障害がより重度になったと考えられた．また，重度の半側空間無視に加え，情動・記憶面の障害も併存しており，能動的に左空間に注意を向けにくかったことや，気づき（awareness）が得られにくかったことが考えられた．加えて，左の同名半盲や環境音認

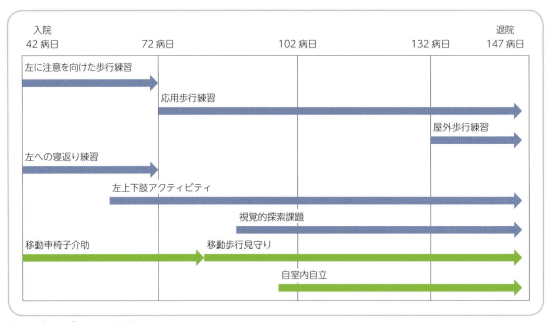

図11 ｜ アプローチの過程

知の障害からも左空間へ注意を向けるきっかけが得られにくい状況にあった．

実際のリハビリテーションとその結果

① アプローチ

入院時から退院に至るまでのアプローチの過程を図11にまとめた．

1） 姿勢制御障害に対するアプローチ

姿勢制御障害について，立位・歩行練習をとおしたアプローチを実施した．Bさんは，前庭感覚，視覚，体性感覚を統合し，空間における身体の位置関係を定位できていない状態であった．そこで，本来残存している体性感覚に重きを置いて練習を実施することで，姿勢を定位，制御できるようになるのではないかと考えた．このような頭頂葉の問題（姿勢定位障害，多感覚統合の障害）を抱えたケースに対しては，残存している機能を活かす，または，患者自身が姿勢を制御できる範囲で課題を設定し，提供する必要がある．こうして入力される感覚情報を整理することで，患者自身が空間と身体との位置関係を認知し，姿勢を修正する過程が姿勢制御障害の改善には重要となる．

具体的な方法としては，不整になっていた左下肢の接地を左下肢に意識的に注意を向けるように促しながら適切に接地，荷重を反復させ，残存する体性感覚から姿勢制御の学習を図った（図12）．また，左身体・空間へ注意喚起を行うために，口頭指示やタッ

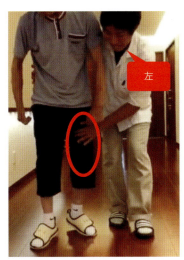
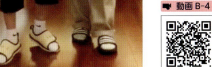
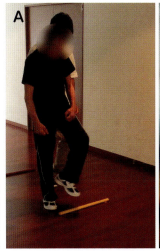
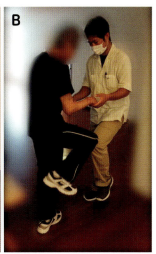

図 12 ｜ 歩行練習　　　　　　　　　図 13 ｜ 片脚課題と跨ぎ動作

ピングで頻回に注意を促し，一方で，右身体・空間へは注意が向き過ぎないよう，右上肢の使用制限や右空間に聴覚・視覚刺激が少ない環境で練習を行うこととした．

次に，姿勢制御の改善に伴い，片脚課題や跨ぎ動作など課題難易度を上げていき，姿勢を制御できるよう促していった（図 13）．この際，アップライト（直立位）が崩れた姿勢は随意的に安定性を高め，姿勢を保持していると考えられ，外部環境からの感覚情報による処理・反応が少ない制御となってしまうため，できるだけアップライトを保持し，課題を遂行することで感覚情報から姿勢を制御するよう意図的にかかわっていった．

2）半側空間無視に対するアプローチ

左半側空間無視に対しては，体性感覚や運動，視覚，言語などさまざまな方法で注意を促しアプローチを行った[6]．

入院当初は，口頭指示のみで左への注意を向けることが困難な状態であったため，上述のような左への注意喚起を伴った歩行練習や左への寝返り練習，左上下肢を使ったアクティビティ（図 14）など，左へ注意を向けるきっかけとなる動作や感覚入力を伴うエクササイズを行った．また，課題を実施する際には易疲労性を認め，さらに左空間へ注意が向き難い状態にあったため，課題難易度の調整や課題実施時間に配慮する必要があった．

これらにより，Bさんは徐々に自発的に左空間を探索できるようになり，目標物を提示した歩行練習や視覚的探索課題が可能となってきた．その際，左へ注意を促すきっかけとしてBさん本人またはセラピストによる言語でのヒントの提示を多く用いた．

3）日常生活動作に対するアプローチ

日常生活動作については，自室内移動は歩行見守りになり，転倒のリスクは低くなった．しかし，半側空間無視と記憶障害のため，口頭指示による誘導なしに自室内トイレ

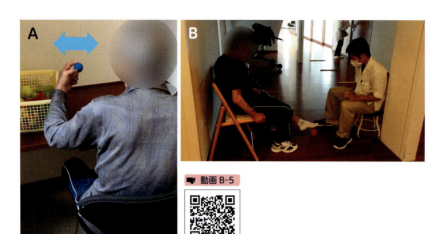

図14 | 左上下肢アクティビティ

表2 | 退院時の評価（147病日）

	入院時（42病日）	退院時（147病日）
FIM	41点（運動25点，認知16点）	94点（運動76点，認知18点）
BRS	上肢：V　手指：Ⅳ　下肢：Ⅵ	上肢：V　手指：Ⅳ　下肢：Ⅵ
静止立位保持	10秒	2分以上可
片脚立位	左0秒/右0秒	左1秒/右2秒
10m歩行テスト	実施困難	9秒
BIT	通常：24点，行動：2点	通常：70点，行動：14点
CBS観察評価	24点	17点
MMSE	8点	13点

にたどり着くことができなかった．自室内移動自立に向け，貼り紙やパーテーション，テープによるマーキングでガイドするなどの環境設定を行ったが，退院時にも自室内トイレにたどり着かないことは時折見受けられた．

4）家族への説明

家族に高次脳機能障害についての理解を得るため，障害像とともに，実際の生活場面でどのような問題が起こりそうかを予想し，PT，OT，STが書面にして家族に渡し，説明を行った．

② 退院時（147病日）

退院時（147病日）の評価を**表2**に示す．

退院時には，Bさんの異常行動はなくなり，見当識の改善により状況の理解ができるようになった．左半側空間無視，左同名半盲について，左が見えにくいと認識は得られ

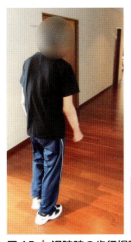

図15 | 退院時の歩行場面

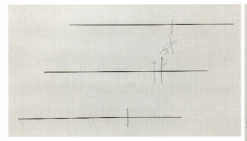
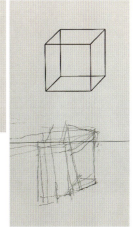

図16 | 退院時線分二等分，立方体模写試験

ていたものの実際の行動になると左へ注意を向けることが困難な場面は多くみられた．FIM 94点（運動76点，認知18点）．日常生活動作は見守りレベルとなった．

　10m歩行テストは9秒，静止立位でバランスを崩すことがなくなった．左右立脚期，ステップ長に差はなし．また，左遊脚期の下肢の引きずりは，ほぼなくなった（図15）．片脚立位は左1秒，右2秒．屋外歩行が見守りとなったが，移動時には頻回に進行方向の声掛け，誘導が必要であり，時間を要した．左半側空間無視や記憶障害から意図した方向への移動や場所の記憶が困難であり，日常生活での歩行の自立範囲は，自室内のみと限定的であった．BIT通常検査70点，行動検査14点（図16）．CBS観察評価17点．MMSE 13点．

　自宅退院され，家族との外出も行うことができるようになった．自宅内は，壁へのぶつかりがあったため，クッションを壁に貼ったり，迷わないように場所を示すマーキングをするなど環境設定を行うことで自立した．

引用・参考文献

1) Dieterich M, Brand T：Functional brain imaging of peripheral and central vestibular disoder. Brain 131 (Pt10)：2538-2552, 2008
2) 菊池正弘，内藤泰：fMRI（functional MRI：磁気共鳴機能が像法）前庭情報と空間識の皮質処理機構—fMRIによる知見．Equilibrium Res 69(2)：66-75, 2010
3) Corbetta M, et al：Spatial neglect and attention networks. Annu Rev Neurosci 34：569-599, 2011
4) 吉尾雅春：視床と周辺の機能解剖．PTジャーナル52：389-396, 2018
5) Bartolomeo P, et al：Left Unilateral Neglect as a Disconnection Syndrome. Cerebral Cortex 17(11)：2479-2490, 2007
6) 沼尾拓，網本和：半側空間無視の視覚・運動感覚からの治療アプローチ．PTジャーナル51(10)：883-891, 2017

60歳代女性　Cさん

出血部位と症状がマッチしないんです！

脳画像から「障害像」を考えてみよう

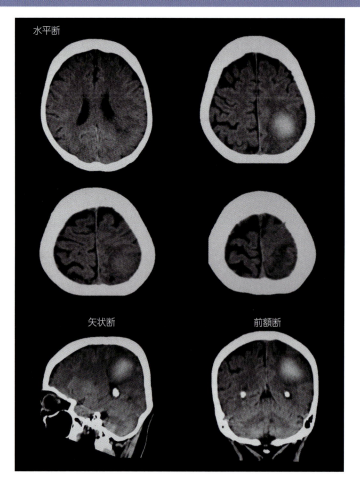

💡 **Hint**
- 頭頂葉はさまざまな感覚を統合する役割を果たしている．
- その頭頂葉に本症例（Cさん）のような大きな障害がおきたとしたら，どのような症状が想定されるだろうか？

経過

① 発症から当院入院まで(図1)

60歳代女性．右利き．娘，息子との3人暮らし．

自宅で家事を行っていたところ，呂律困難，右片麻痺が出現し，救急搬送された．頭部CTでは左頭頂葉に高吸収域があり，左頭頂葉皮質下出血と診断された．3病日より急性期リハビリテーションを開始．38病日に回復期リハビリテーション病棟に転院となり，即日，理学療法，作業療法，言語聴覚療法(各1時間/日)を開始した．

回復期病棟では5か月間のリハビリテーションが実施され，182病日に自宅退院となった．

② 実臨床での障害像

1) 身体機能

38～40病日にかけての初期評価を表1にまとめる．軽度右麻痺．物をつかむ，つまむ際に手の動きのぎこちなさを認める．体性感覚，物体認知については問題がなかった．

2) コミュニケーション

入院当初はジャーゴンを認めた．喚語困難もあり，言い直すものの伝達は不十分．理解に関しては段階的な命令など，複雑なものになると理解困難を示した．

3) 高次脳機能障害

①ゲルストマン症候群
- 失算：繰り上がり，繰り下がりの計算でエラーがみられた．
- 失書：漢字，仮名ともに単語レベルで誤りがあり，漢字は小2レベルであった．

②失行：両手動作時の拮抗失行や着衣失行がみられた．また，シャンプーボトルや歯みがきの道具使用の際，動作の混乱が認められた．

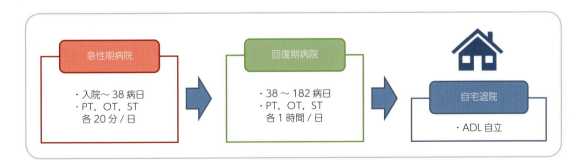

図1 ｜ 発症～自宅退院までの経過

③右半側空間失認・ボディーイメージ不良
④社会行動障害：感情コントロール障害として，易怒性，脱抑制，固執などがみられた．
⑤全般性注意障害：持続，転換，分配，選択などについて，全般性注意障害がみられた．
⑥遂行機能障害：目的に適した行動の計画，実行に障害が認められた．
⑦ワーキングメモリ能力の低下

高次脳機能障害に関しては，①～③の頭頂葉由来の症状に加え，④～⑦の前頭葉症状を認めた．

表1 | 初期評価（38～40病日）

BRS	上肢：Ⅴ　手指：Ⅳ　下肢：Ⅴ
FIM	90点（運動65点，認知25点）
BIT	通常：98点，行動：61点
MMSE	22点
TMT-A	評価不能
TMT-B	評価不能
FAB	8点

画像の解釈と問題点の整理

　Cさんは本来の病巣である頭頂葉の症状よりも，前頭葉症状が強く現れていた．頭頂葉の出血によって，なぜ前頭葉症状が強く出現したのか？　病巣ではない前頭葉症状の発現機序も含めて脳画像を読み取っていきたい（図2）．

　まず，頭頂葉はさまざまな感覚情報を統合する役割を果たしている．頭頂葉は上頭頂小葉と下頭頂小葉で構成されており，上頭頂小葉はブロードマン5野，7野で，下頭頂小葉は角回39野，縁上回40野で成り立っている．

　Cさんの脳画像をみると，下頭頂小葉は角回，縁上回，上頭頂小葉は上の皮質レベルまでかなり広範に障害されていることがわかる．上頭頂小葉は，主に感覚情報を統合し，空間認知を行い，立体視や空間感覚にかかわる働きをする．あわせて，上頭頂小葉は注意機能のシステムとして情報処理に必要な記憶情報の選択や感覚情報を統合し，情報の入力量を制御するような役割を担っているとされている．そのため，この部位が障害されると視覚，聴覚などさまざまな感覚情報から，その時々に自分にとって必要な情報を選択し，整理することができなくなってしまい，情報が錯綜・混乱し，記憶や作業遂行に問題を生じることになったと考えられる．また，その結果として，前頭前野を混乱させ易怒性につながったとも考えることができる．図3はおはじきとあずきを指示に従い分別している様子である．持ち替えなど左右の脳梁を介した処理や注意の転換の問題から，動作の切り替えや動作遂行が困難になっていることがわかる．

　次に，優位半球の下頭頂小葉の障害ではゲルストマン症候群や観念失行が生じる．書くことや読むこと，計算などが難しくなったのはこのためである．角回はボディーイメージや言語理解や連想記憶をつかさどる役割や注意の転換に関与していることがわかっており，この部分の障害により，動作だけでなく感情の切り替えも難しくなるため，

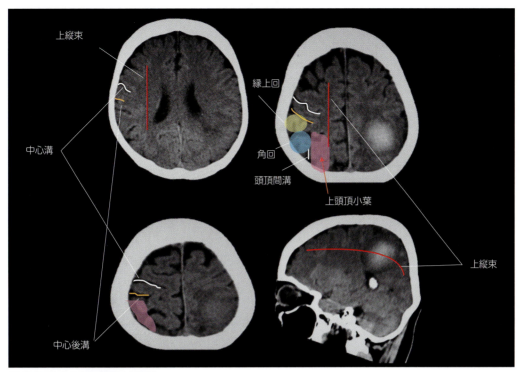

図2 | Cさんの脳画像の解釈
上頭頂小葉，下頭頂小葉（角回，縁上回）が広範に障害されている．血腫は上縦束Ⅰ，上縦束Ⅱのとおる位置にあたる．

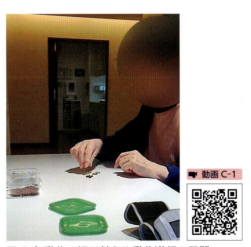

図3 | 動作の切り替えや動作遂行の困難

固執が強くなり，一度生じた怒りから気持ちを切り替えることが難しくなる．
　コミュニケーション面では，錯語や喚語困難を認め，特に長文節での理解が困難であった．錯語や喚語困難はウェルニッケ失語の症状の1つで，責任領域は中心後回下部や縁上回，上側頭回後部があげられる[1]．特に，縁上回は音韻性のワーキングメモリの働きが強く，縁上回の障害によって，音韻性錯語や喚語困難だけではなく，言葉を理解

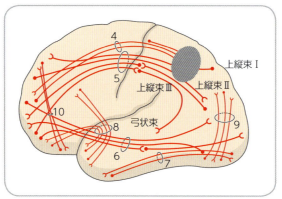

図4 | 上縦束の走行
Cさんの障害部位を斜線で示す．上縦束Ⅰ，Ⅱ，Ⅲのうち上縦束Ⅱはほぼ全部，上縦束Ⅲは上位の一部に障害がみられる．

するうえでの問題も生じる．また，長文節の理解は縁上回と前頭前野が相互に関与し，ワーキングメモリ機能を使い，情報を記憶し，整理しながら処理する．少し複雑な内容や長文節での指示に対して混乱が強く，理解が不十分になる点を考えるとインプットの問題に加え，前頭前野の機能低下による処理能力の低下が影響していることが考えられた．このように情報の統合を役割としてもつ頭頂葉本来の障害に加え，線維連絡としての脳のシステム障害がCさんの前頭葉症状をつくり出していることが考えられる．すなわち，頭頂葉は上縦束を介して前頭葉と相互的に線維連絡しており（図4），視覚野からの情報は上縦束により下頭頂小葉をとおり前頭前野へ投射する．その線維連絡が遮断されることにより，正しい情報が伝わらず，また誤った情報が伝えられることにより混乱が生じ，結果として前頭前野の機能低下がおきて，前頭葉症状が前景に出現したと解釈することができる．

プロブレム・リスト

■ **感覚情報統合の問題**
①角回，縁上回，上頭頂小葉の上の皮質レベルまでかなり広範な障害
　→ 感覚情報が統合できず，入力された情報が錯綜・混乱 → 記憶や作業遂行に問題？
　→ 前頭前野をも混乱させ，易怒性などの問題？

■ **高次脳機能障害**
②優位半球の下頭頂小葉の障害 → ゲルストマン症候群，観念失行
③角回の損傷 → 動作や感情の切り替えが困難 → 固執

■ **コミュニケーションの問題**
④縁上回の損傷 → 音韻性錯語や喚語困難，言葉を理解するうえでの問題
⑤縁上回の損傷＋前頭前野の機能低下 → 長文節の理解の困難，少し複雑な指示で混乱
⑥脳のシステム障害 → 前頭葉症状の前景化？

臨床像と画像の読み合わせ

1 残存機能とアプローチの可能性

　最終目標として，①情報を整理し，日常生活内で混乱なく作業や記憶ができること，②自宅での調理が安全に行えることの2点をあげ，この目標達成のために，直接障害されていない前頭葉と側頭葉をいかにうまく使いながらアプローチしていくかが重要と考えた．

　この目標を目指し，以下のような方法で戦略的なアプローチを行った．

2 治療戦略①：易怒性の緩和

　課題に向き合い学習できる状態をつくっていくことが重要と考え，環境や対応を整えることを第一とした．環境の変化や予定の変更による混乱により易怒性が強く現れるため，スケジュール（リハ介入や入浴の時間）を固定し，本人の希望を可能な限り叶えるよう対応した．また，感情的な行動や固執に対しては，Cさんにかかわるスタッフ全員が一貫して一致した対応をとるよう心がけた．

　課題提示の際は，目的や方法を確認し，本人が納得したうえで課題を開始するとともに，成功体験の蓄積が図れるよう，難易度を細かく調整して実施した．できたことに対する正のフィードバック（称賛）も併せて行っていった．

3 治療戦略②：残存領域の活用と賦活・活性化

　残存領域である側頭葉を活用し，記憶，遂行過程を繰り返し学習させ，前頭葉を賦活，活性化させることを目的とした課題を考案した．

　視覚情報は，空間的情報は背側視覚経路を，色や形の情報は腹側視覚経路を介して前頭葉に伝えられ処理される．しかし，Cさんの場合，頭頂葉の出血により背側視覚経路を使った情報処理はとおりにくく，処理が難しくなっていると考えられる．そこで，問題のない腹側視覚経路を活用した課題を行うことにより，記憶，再生，計画，遂行といった一連の記憶過程として学習させ，また，それを繰り返すことで前頭葉を賦活させることができるのではないかと考えた（図5）．

　Cさんのケースでは，腹側視覚経路を使った課題として，図6に示した幾何学図を用いたデザインペグを実施した．デザインペグを用いた理由としては，デザインペグは単純かつ作業工程を変えずに難易度の調整が可能であることがあげられる．作業工程を変えないことで課題遂行自体の混乱は少なく，単純に記憶手順のみに焦点を絞ることが可能となる．また，はじめは難易度を下げ，成功体験を積み，達成感や自信をつけることで課題に取り組むモチベーションを維持することを狙いとした．単純な幾何学図は下側頭回で認識され，腹側視覚経路を使う要素が高い課題となる．また，2つの図の関係性や重なりなど，空間的な要素の高い図形を用いることで背側視覚経路の要素を高めるこ

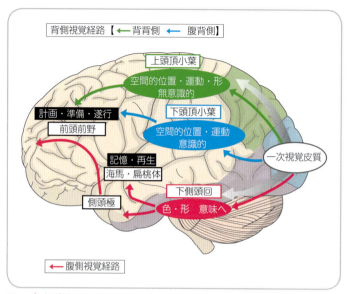

図5 | 視覚処理過程にもとづいたアプローチ方法
背側視覚経路を使った課題ではなく，幾何学図を用いた課題を設定することにより腹側視覚経路を使い，前頭前野の賦活を図る．

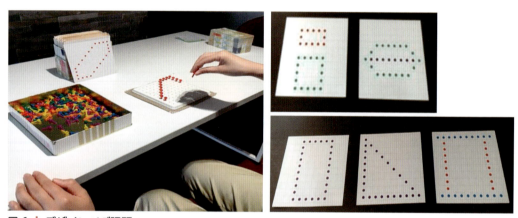

図6 | デザインペグ課題
直線的なものから空間的要素をもった図へと100パターンの図柄のなかから選択し，難易度を調整する．達成感が得られ，かつ難し過ぎないものが望ましい．どのレベルの図柄を選択するかが重要．

とも可能である．モチベーションを下げることなく，治療効果を上げるためには，遂行度を評価しながら徐々に段階づけをしていくことが重要となる．

実際のリハビリテーションとその結果

❶ 治療戦略を日常生活へと汎化・応用させていく

上述した治療戦略①②の取り組みのなかで，Cさんの易怒性は緩和していき，課題に

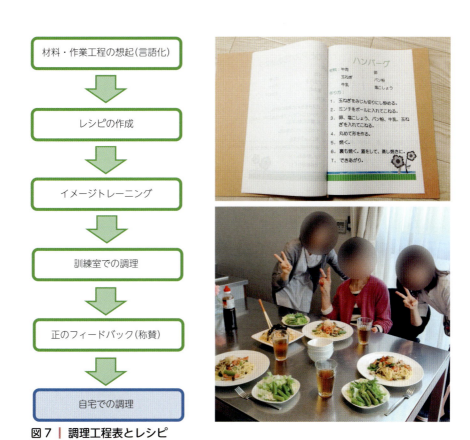

図7 | 調理工程表とレシピ

向き合うことができるようになるなど，変化がみられるようになった．この時期に，調理練習を実施することにした．リハでは単に機能訓練を繰り返すことにとどまらず，伸ばした機能を日常生活へ汎化させていくことが重要となる．調理においても，混乱を生じさせないよう記憶課題同様，材料や工程の想起から自宅での調理までをパターン化し，実施していった（図7）．Cさんと一緒に材料の想起や手順を確認し，Cさんの言葉のままにレシピを作成した．Cさんにとって，市販されているレシピを読み，内容を理解することは難しいことだが，自分の言葉でまとめたものであれば，読みながら1人で手順を確認し，調理することが可能であった．これはリハーサル効果によるものであると考えられ，Cさんのように情報を整理できないために記憶や注意機能の障害がおきているケースには，有効な方法であると考えられる．

❷ 時期にあったアプローチを戦略的に組み立てる

　最終評価時の検査結果（表2）では全体的に数値の改善がみられた．しかし，何よりも大きかったことは，Cさんに情動面での変化が現れたことであった．Cさんは感情的になる場面が減少し，混乱や怒りに対しても，「目を閉じる」「言語的に自分の行動を振り返る」など，自らコントロールを行い，気持ちの切り替えを行うことが可能になった．結果として一番問題となっていた易怒性や固執は軽快した．

　記憶面では，情報を整理して記憶できるようになり，難易度の高い図形の想起が可能

表2 | 初期評価（38病日）と最終評価（175〜182病日）の比較

	初期評価	最終評価
BRS	上肢：Ⅴ　手指：Ⅳ　下肢：Ⅴ	上肢：Ⅵ　手指：Ⅵ　下肢：Ⅵ
FIM	90点（運動65点，認知61点）	118点（運動89点，認知29点）
BIT	通常：98点，行動：61点	通常：123点，行動：75点
MMSE	16点	—
TMT-A	評価不能	1分42秒
TMT-B	評価不能	2分52秒
FAB	8点	16点

となった．調理は簡単なものから始めたが，最終的には安全性やリスク管理面での配慮も行ったうえで，自宅での調理ができるようになった．

　今回，脳のシステムを背景とした戦略的介入として，まずは学習できる環境をつくり，動機づけをしていくことが重要であり，そのために対応の統一や難易度を細かく調整する治療戦略をとった．このことにより，課題に前向きに取り組み，学習が進んだと考えられる．次に，学習を円滑に進めるため，残存する脳システムを活用し，問題のない腹側視覚経路による課題を導入して前頭葉の賦活を図った．こうした課題を選択し，それを繰り返すことによって記憶，計画，準備，遂行といった過程をCさんが学習できたのではないかと考えられる．このことは，混乱が強い時期は病巣を使った課題を避け，残像機能が拠り所となるような課題を選択的に設定することで効率よくアプローチを進めることができる可能性を示唆している．

　最後に，いままでの課題や取り組みを，「調理」という目標達成のための課題指向的トレーニングにつなげ，遂行過程の強化，学習，気づきなどが得られる状態にもっていったことにより，Cさんは自宅での自立した調理が可能となるに至ったと考える．

　機能的面に対するアプローチを効果的に導入するためには，Cさんのように「学習できる環境づくり」から準備する必要がある．また，そこからどのように生活や活動レベルに落とし込んでいくか，時期にあったアプローチを戦略的に行っていくことが重要であると考える．

引用・参考文献

1) 平山和美：高次脳機能障害の理解と診察．pp.28-31, pp.73-74, 中外医学社，2017
2) Mathias Bahr, Michael Frotscher：神経局在診断．pp.330-394, 文光堂，2010
3) ハル・ブルーメンフェルト：ブルーメンフェルト カラー神経解剖学．pp.293-303, 西村書店，2016
4) 原寛美，吉尾雅春：脳卒中理学療法の理論と技術，第2版．pp.2-26, MEDICAL VIEW，2016
5) 重野幸次：前頭前野をめぐって―何故いま前頭前野なのか 臨床的側面 脳血管障害と前頭前野．Clinical Neuroscience 23(6)：664-669，2005
6) Turlough F, et al. 井出千束(監訳)：臨床神経解剖学，原著第6版．医歯薬出版，2013
7) Goodale MA, et al：Separate visual parthways for perception and action. Trends Neurosci 15(1)：20-25, 1992
8) ジョン・H・マーティン，野村嶬(監訳)：カラー神経解剖，第4版．pp.309-334, 西村書店，2015

9) Schmahmann JD, et al：Association fibre pathways of the brain：parallel observations from diffusion spectrum imaging and autoradiography. Brain 130：630-653, 2007
10) 小倉郁子, ほか：高次脳機能障害を持つ患者に対する調理練習の経験. 認知リハビリテーション 2007：40-45, 2007
11) 福本倫之, ほか：誤りなし学習により課題遂行能力に改善のみられた注意障害の一症例. 作業療法 23(特別号)：225, 2004
12) 横山絵里子, 中野明子：頭頂葉に関連する高次脳機能. 高次脳機能研究 28(2)：56-63, 2008
13) 有國富夫：空間識・シリーズ教育講座 頭頂葉の入出力構造. Equilibrium Res 62(4)：284-301, 2003
14) 武田知也, ほか：遂行機能が怒り喚起時の怒りの程度および行動抑制に及ぼす影響. 徳島大学人間科学研究 22：61-78, 2014
15) 三村將：前頭葉の臨床神経心理学. 高次脳機能研究 36(2)：163-169, 2016

50歳代女性　Dさん
易怒性があり，どんな行動をとるか予測できません！

脳画像から「障害像」を考えてみよう

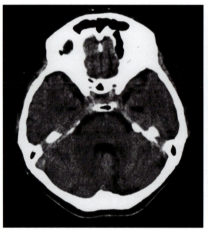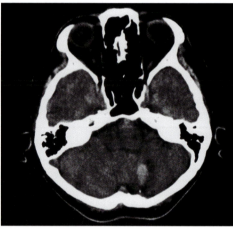

> **Hint**
> - 小脳出血による左小脳虫部と小脳半球，中位核の損傷
> - 損傷が写っているのは橋上部のスライスから橋下部延髄のスライスで，比較的小規模な出血と考えられる

経過

1 発症から当院入院まで(図1)

50歳代の女性．発症後，A病院に救急搬送されて加療を受けていたが，48病日で当院の回復期病棟に転院し，リハを開始した．Dさんは入院当初から興奮しやすく（易怒性あり），落ち着きなく動き回るなどの行動がみられたため，方針決定に苦慮していたところ，当院副院長より「この患者さんは変化する．怒らせないようにし，落ち着いて過ごしてもらうことが大切」とのアドバイスがあり，この言葉を転機として，Dさんにかかわっていった．

2 実臨床での障害像

1) Dさんの様子

入院当初，Dさんには，興奮しやすく，怒りやすく，落ち着きなく動き回るなどの行動がみられた．また，スタッフを歯ブラシで叩こうとする，U字歩行器のフレームの上に立つ，経鼻栄養注入中に動いて車椅子から床に転落する，テレビの内容と現実を混同

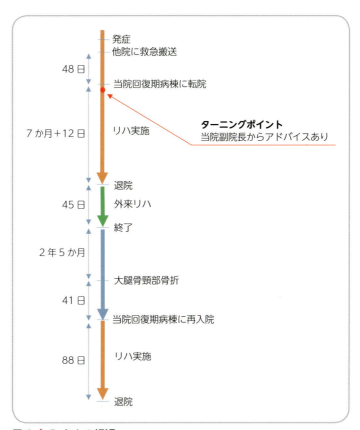

図1 | Dさんの経過

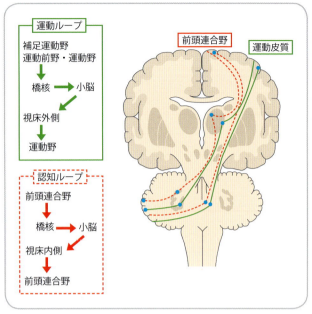

図2 | 大脳小脳神経回路

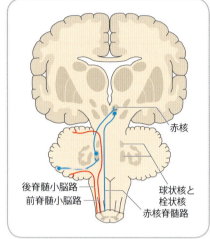

図3 | 脊髄小脳神経回路

して自分やスタッフに水をかける，担当セラピストを三つ子だと思い込み，違うスタッフが来ると怒るなどの問題行動がみられた．

2）身体症状

悪心（嘔吐）が強く，めまいも著明にみられた．

3）体幹失調，バランス障害

体幹失調が著明であり，またバランス障害もみられたため，座位保持，立位，歩行などは不可であった．しかし，起きているときは立って動き回ろうとするため，転倒の危険が高い状態であった．

4）その他の評価結果

MMSE 9 点，FIM 20 点，ADL は全介助であった．

画像の解釈と問題点の整理

1）小脳出血の範囲

画像から，小脳出血による左小脳虫部と小脳半球および中位核の損傷が疑われた．しかし，損傷部位は橋上部のスライスから橋下部延髄のスライスの範囲に限定されており，比較的小規模な出血であるとわかる．

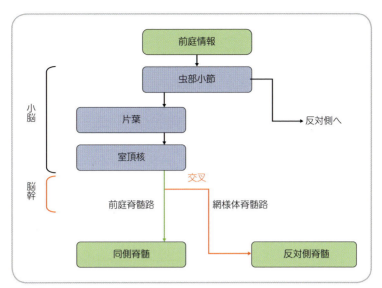

図4 ｜ 前庭小脳神経回路の経路

2）大脳小脳神経回路の障害

　まず，Dさんの場合，左小脳皮質の損傷により，大脳小脳神経回路の障害がおきたと考えられた（図2）．大脳小脳神経回路には運動ループと認知ループがあり，運動ループは補足運動野と橋核と小脳半球（核は歯状核）と視床外側核とを結び，フィードフォワード機構に影響する．一方，認知ループは，前頭連合野と橋核と小脳半球（核は歯状核）と視床内側核とを結び，小脳性認知情動障害（CCAS）に影響する．

　Dさんにみられた易怒性や問題行動は，この経路の障害と関係があると推察される．

3）脊髄小脳神経回路の障害

　上記に加え，小脳虫部にも損傷が認められ，中位核の損傷もあることから，球状核と栓状核，赤核と赤核脊髄路につながる脊髄小脳神経回路の障害も考えられた（図3）．この回路の障害は，筋緊張の障害や姿勢反応の障害につながり，体幹失調もおこりえる．

4）前庭小脳回路の障害

　また，直接の損傷ではないものの，かなり近い部位である虫部小節にも特に初期には浮腫があったと考えられた．虫部小節は両側性に前庭脊髄路や網様体脊髄路へつながるため，前庭小脳神経回路も，影響を受けていたと考えられる（図4）．初期に強い悪心，めまい，バランス障害（経過に伴い徐々にこちらは緩和していった）があったことはこのためであったと考えられる．

> **プロブレム・リスト**
> ■ 大脳小脳神経回路
> 　①運動ループや認知ループの損傷 → 易怒性や問題行動（CCAS？）
> ■ 脊髄小脳神経回路
> 　②小脳虫部の損傷，中位核の損傷 → 体幹失調（筋緊張や姿勢反応の障害）
> ■ 前庭小脳回路
> 　③小脳虫部小節も圧排されていたか？ → 初期の悪心，めまい，バランス障害と関係

臨床像と画像の読み合わせ

図5はDさんの損傷部位を図示したものである．損傷範囲が小さい割に症状が重度であったのは，出血がちょうど中位核（栓状核と球状核）に及んでいたためと考えられる．これらの核が直接損傷を受けると症状が強く出たり，回復が難しかったりするケースがあり，Dさんはこうした症例の1つであったといえる．

実際のリハビリテーションとその結果

① 初期（入院から1〜2か月経過時）の状況

身体症状としては，悪心（嘔吐），めまい，体幹失調，バランス障害が著明であった．身体を支えられず，屋内移動にも介助が必要であった．階段昇降は，膝折れして遂行できなかった．複視や小脳性構音障害もあった．

認知症状としては注意障害，遂行機能障害，運動維持困難などが認められた．また，

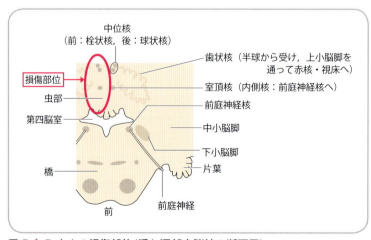

図5｜Dさんの損傷部位（橋と深部小脳核の断面図）

情動障害としては易怒性や暴言暴力などの脱抑制症状が見られた.

具体的には,初期は話す内容が支離滅裂であったり,歩行器を提示すると骨組みに乗る反応がみられたりした.経鼻栄養中に車椅子から落ちることもあった.お箸を持ってもらうと歯磨きの動きをする,歯ブラシを持ってセラピストを叩くなど,道具の混乱も見られた.

リハ開始から1〜2か月経ち,Dさんの覚醒が増してくると意思をはっきりと示せるようになり,リハの拒否や易怒性が目立つようになった.少しでも納得がいかないことがあると怒って足をバタバタさせて蹴ったり叩いたりし,かかわる相手を問い詰めたりすることも多く見受けられた.

状況判断を正しく行いにくいときもあり,テレビ番組や携帯ニュースを自分の現実世界と混同し,番組で紹介された外国の文化を見てトイレの水をかけたり,刑事事件のニュースを見て警察が夫の会社にくると思い込んで興奮したりもした.また,担当者を三つ子と思い込み,担当者が休みの日に,「3人もいるのになぜ誰もいないのか」と怒ることもあった.

こうした状況もあって,入院当初はかなり担当者としても戸惑いがあり,何から手をつけていいのかと悩んだ.相談検討の結果,Dさんの場合,参加・活動向上のためには姿勢調整の課題が大きく影響するため,運動療法ではあらかじめ段階づけを行い,これに沿って姿勢調整やフィードフォワード機構を活用するアプローチをPT, OTがともに重点的に行っていった.

初期は悪心,嘔吐症状が強かったため,様子をみながら休憩を多めに取り,段階的に運動療法を施行した.つかまり立ちを後方介助で行うのがやっとだったので,運動療法では介助立位での練習を長くとるようにした.更衣などのADL練習は,課題指向的アプローチとして,Dさんの居室で,朝夕の生活時間帯に合わせて介助多めの介入から徐々に介助を減らしていくという方法で行っていった.また,STは経鼻栄養の状態から徐々に嚥下訓練を行い,失調性構音障害により聞き取りにくかった発話機能へもアプローチした.

入院1か月頃には,まだ不安定ではあったが,自宅を訪問し動作の確認も行った(図6).この時期,介入中は何度も認知情動障害の影響で機嫌が悪くなったり,怒ったりすることがあったが,家族の説得もあり,Dさん自身がリハの必要を感じていることは確かであった.また,病前は論理的に物事を考える方だったとのことで,こちらが説得力のある説明ができると協力してくれたり,説得力がないと拒否されたり,いかに状況に応じてわかりやすく説明できるかの能力も問われた.

❷ 運動療法の段階づけ

1)基本動作

以下の動作を基本として練習を行った.
①介助での立ち上がり → 手支持での立ち上がり → 手支持一部なしでの立ち上がり → 手支持なしでの立ち上がり

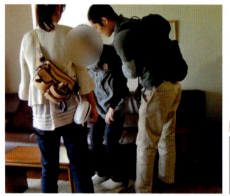

図6 | 自宅訪問時の動作確認

②立位保持支持あり → OT が持ったタオルなど不安定なものの支持での立位保持 → 支持なし立位保持(しだいに時間を長くしていき,最終的には5分以上可能に)
③下方リーチ → 床へのリーチ → しゃがんで床リーチしてから立位への戻り動作
④膝立ち・片膝立ち支持(介助あり/なし) → 床からの立ち上がり(介助あり/なし)

2) 歩行

①筋緊張:ウォーミングアップとして,前から抵抗をかける OT の手を押して歩行をし,全身の筋緊張を整えてから,バランスなど微調節課題,中腰歩行
②制動/バランス:介助歩行 → 伝い歩行 → 1歩踏み出して止まる → 数歩踏み出して止まる → 独歩
③協調性:拙劣な歩行 → 介助ありでのリズミカルで協調的な手振り歩行 → 介助なしでの手振り歩行
④耐久性/実用性:病棟廊下歩行 → 昼食時レストランまで目的ある歩行 → 屋外歩行・階段
⑤杖歩行:杖なし歩行 → 杖あり歩行(D さんの場合,杖なしのほうが容易で杖ありのほうが上下肢の協調が必要であるため難易度が高かった)
⑥その他:眼球運動や発声練習,筋力強化,ストレッチやアロママッサージなども併せて行った

3) 課題指向型練習

トイレ動作,更衣など生活時間に即したリアルタイムでの ADL 練習,調理(夫も参加),園芸,自宅での動作,喫茶などを行った.ただし,病院での入院生活は,セラピストがかかわる時間だけではなく,むしろリハ以外の時間のほうが問題がたくさんあったため,本人が過ごす環境の設定も重要であった.

4) 環境設定

初期には座位保持もできず,床を這うなど,落ち着きなく動き回っており,はじめの

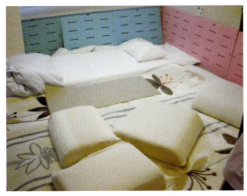 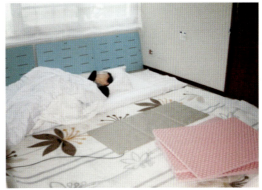

図7 | 安全面を重視した居室の環境設定（初期）

数日は病棟のリビング（共用のデイルームのようなところ）でスタッフが交代で見守りを行っていた．しかし，そこで過ごすことに本人がストレスを感じていたため，居室で過ごせるよう環境設定を行った．居室環境は，動いても安全な環境を目指し，具体的にはベッドを使わず，布団を使用した．床はクッション性のある絨毯やマットを敷き詰め，壁もマットで一部覆った．立ち上がろうと思わないで，四つ這い移動しようと思ってもらえるようクッションを点在させておく工夫もした（図7）．また，夜間はトイレに向かうことが多かったので，居室トイレの電気をつけておき，そちらに向かう経路にセンサーマットを置いて，トイレに向かった時にはスタッフが間に合うように設定した．

立位がほぼ安定してとれるようになってから，居室にベッドを入れた．退院2か月前くらいには，伝い歩行が可能となった．自宅環境が寝室からトイレまで伝い歩きで行ける環境であったため，病院の居室もベッドからトイレまで伝い歩きができる部屋に移動した（図8）．はじめは介助ありで夜間トイレまで行く状態から，徐々に自立へと移行していった．

③ 家族・スタッフのかかわり

転倒リスクが高い時期は，環境設定をしていても危険があり，病棟管理職に相談してスケジュールを組み，家族とスタッフが交代しながら居室近くでDさんを見守った．夫がとても協力的であり，経営者であったこともあり，何とか時間をつくってDさんと長時間過ごしてくれた．夫の協力は安全管理の意味でも情動の意味でも大きな意義があったと考えられる．残念ながら一度顔に怪我をすることはあったが，徐々に環境設定があれば常時の見守りがなくても危険なく過ごせるようになっていった（図9）．しかし，それでも不穏や妄想，現実検討能力の低下があり，コールがあって訪室すると，テレビのニュースを自分に起こっていることだと思って大混乱していたり，とにかくとても怒っていることが多かった．そういった問題が生じた際は担当セラピストが積極的にかかわり，否定せずに傾聴し，説得するなどの対応を看護・介護スタッフに見てもらうよう動いた．病棟終礼などの機会には，できるだけ怒らせないで過ごすことが大切なので否定しないよう伝えた．他の職種も同じように対応してくれ，Dさんが，スタッフの顔を覚

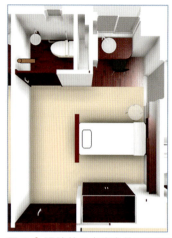

図8 | 退院前の自宅条件に近似させた環境設定

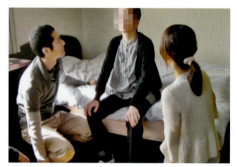

図9 | 居室でのDさんの様子

え，ニックネームをつけてくれたりして関係性の構築がみられた．

　Dさんの認知情動障害は最後まで残っていたものの，こうしたかかわりのなかで，支離滅裂な言動は減っていった．Dさんは次第に自分が何に苛立っているか説明できるようになり，その場ではスタッフを中傷するようなことを言っても，後で「あの時はなんか傷つけたかってん」と，冷静に振り返ることができるようになるなど，徐々に障害は緩和していった．ときには気の利いた冗談を言うなど，知的でユーモアのあるDさんらしさが戻ってきた．

　入院は7か月に及んだ．学習の積み重ねはあるものの，1人で安全に行えるまでに至るにはとても時間がかかった．回復期リハビリテーションにおいて医療保険の適用期限である6か月の段階では，最大能力である「できるADL」として，主な日常動作は可能となっていたが，朝や夜など覚醒などの影響によって不安定さは長く残存しており，日常的な「しているADL」では介助が必要な状態であった．この状態で退院，外来リハや訪問リハにつなぐ選択肢もあったが，この時期にDさんに大きな回復がみられたことや，ここまで取り組んできた運動学習の積み重ねをあと1か月間は毎日継続したほうがよいと判断し，カンファレンスでDさんと家族，病院スタッフとの間で相談を行い，入院期間を延長して入浴階段以外は自宅内ADL自立を目指すことを確認した．

4 結果

　入院期間を延長してリハを継続した結果，初期は20点であったFIMの点数が，退院時には92点となった（図10）．

　具体的にはADLは入浴と階段以外自立となった．また，入浴と階段は見守りレベルとなった．屋内平地移動は独歩と伝い歩行を組み合わせて，自立レベルであった．屋外歩行は夫の腕を持つ形で，介助歩行レベルであった．

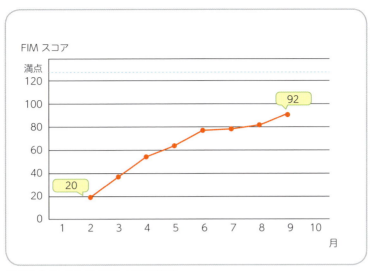

図10 ｜ DさんのFIM点数の推移

5 2年後の再入院

　2年5か月後，Dさんは夜間廊下で転倒して右大腿骨頸部を骨折し再入院した．転倒したのは，退院後このときの1回のみであった．

　2年前と比べて，歩行についてはより安全志向になっていたが，過度に防御的で，動きが固い印象を受けた．認知情動障害は改善しておりMMSE 22点となっていた．

　骨折後の運動療法は順調に進んだが，隣室患者が誤ってDさんの居室に入ってくるトラブルをきっかけに，叫んだり，ドアを強く鳴らしたり，落ち着いていた易怒性が再度表面化し，しばらく続いた．

　図11 に示したFIM点数の推移で，緑色の線は2度目の入院を表している．易怒性はその後，落ち着きをみせ，最終的にFIMは109点となり，階段入浴含めてADL自立，屋外は杖歩行を習得して退院された．

　Dさんはその後，階段，廊下歩行，床への座り込みができるようになり，食器洗いなど危険がない範囲の家事役割も一部復帰した（図12）．

　認知情動障害はリハを進めるにあたり，阻害因子の1つではあったが，傾聴や説得などで家族の協力もあり，次第に興奮性が収まり，最終的には自宅内でのADLをすべて自立レベルで行えるに至った．

6 最後に

　小脳が前頭連合野に影響を及ぼすことは先述した．一方，小脳は頭頂後頭側頭葉とも連絡をとっているといわれている．頭頂後頭側頭葉は環境を感じ，空気を読む役割をする．さらに，この部位は前頭連合野にも連絡しており，居心地のよさや雰囲気の良し悪しを前頭連合野に伝えている．

　もし，環境的にストレスフルな状態であれば，前頭連合野は苛立ちを感じ，感情や思

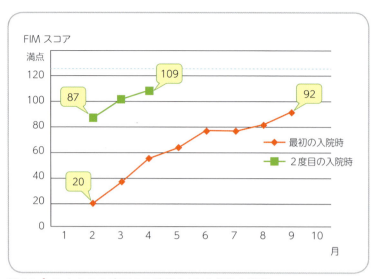

図11 ｜ Dさんの2度目の入院後のFIM点数の推移

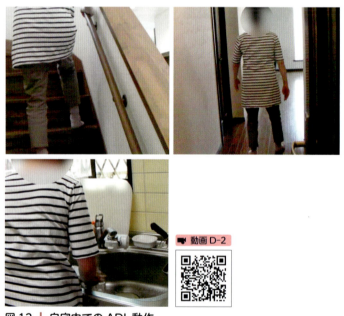

図12 ｜ 自宅内でのADL動作

考を適切に処理することが難しくなる．その一方で，環境的にストレスの少ない生活を送れたうえで，しっかりと必要なことを学習できれば，より改善につながりやすくなると考えられる．

このため，患者を取り巻く私たちには，「本人がいまどう感じているか」「何がストレスか」について適切な観察を行い，個別性のある対応が求められると考える．

担当者を中心に信頼関係の構築が必要であることはもちろんだが，生活の仕方や環境

全体が影響するため，リハ以外の時間の過ごし方，情動のあり方を考えることもとても重要である．つまり，このことはセラピストだけでできることには限界があるということを示している．

　今回の経験からは，日常生活にかかわる家族や看護師，介護士とともに情報共有し，方針を明確にし，一丸となったかかわりができるかが大切であることを改めて学んだ．また，病棟スタッフが一体となった対応を実現するには，病棟管理職が疾患を理解し，見守り人員や居室の工夫など人的，物的資源を臨機応変に活かせるようになることも重要であると感じた．

引用・参考文献

1) Schmahmann JD, et al：The cerebellar cognitive affective syndrome. Brain 121：561-579，1998
2) MathiasBahr, et al：神経局在診断，5版．文光堂，pp.226-239，1982

70歳代前半女性　Eさん
内包後脚損傷で，全盲もあります

脳画像から「障害像」を考えてみよう

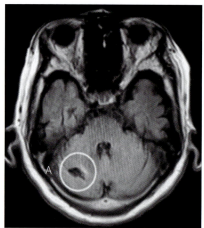
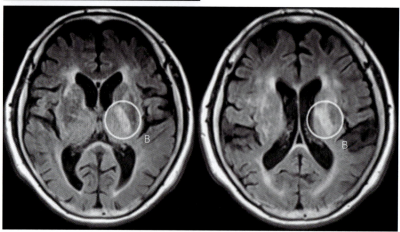

11病日のMRI像

 Hint
- Aの部分（右小脳半球）に陳旧性に梗塞がみられる．
- Bの部分（左内包膝および後脚）から，上方の側脳室体部側方の放線冠に新規の梗塞が認められる．

経過

1 発症から当院入院まで

2014年に左ラクナ梗塞を発症した70歳代前半の女性.

発症時は呂律困難と右上下肢脱力,意識障害(Japan Coma Scale:3)がみられた.経静脈血栓溶解療法(t-PA療法)で症状改善がなく,徐々に右上下肢の麻痺が進行したため抗血小板薬で内服加療された.

発症翌日より理学療法が開始され,BRSで上肢Ⅱ,手指Ⅰ,下肢Ⅰの運動麻痺と感覚障害が生じていた.17病日で当院に入院し,回復期リハビリテーション病棟でのリハが開始された.

2 既往歴・合併症

Eさんは3年前に網膜色素変性症から全盲となったが,簡単な家事をこなすなど自宅内の生活は自立しており,屋外活動のみガイドヘルパーを利用していた.1年前には転倒による右大腿骨頸部骨折を受傷し,γネイル法による骨接合術を施行されていた.家族からの情報では,本人の強い希望があり早期退院したとのことであった.また進行期の両側変形性膝関節症(膝OA)がみられ,発症前は正座ができず,長距離歩行後には軽度の疼痛が生じていた.陳旧性脳梗塞に関しては,自覚症状がなかったため受診の経緯はなかった.

3 実臨床での障害像

入院時(17病日)は意識清明で,BRSは上肢Ⅱ,手指Ⅱ,下肢Ⅲ.SIASは27〔下肢近位(股):1,下肢近位(膝):1,下肢遠位:0〕であった.表在感覚は足底が中等度鈍麻,深部感覚が軽度鈍麻で,下腿三頭筋のMAS:2と深部腱反射(DTR):2+,足関節背屈:−5°の可動域制限があった.座位・立位でのpushing現象がみられ,プッシングスケール(SCP):2(座位0.75,立位1.25),片脚立位は左右ともに不可であった.FIMは61点(運動28点,認知33点),すべての日常生活動作(ADL)に中等度〜最大介助を必要とし,歩行は困難であった.また,日常生活に支障はないものの,感情失禁と記銘力低下があり,家族からは今回の発症より涙もろくなったとの情報があった.

画像の解釈と問題点の整理

内包後脚は穿通枝である前脈絡叢動脈から栄養されており,淡蒼球や海馬,扁桃体の一部まで損傷がおよぶ可能性がある.Eさんもこの穿通枝のラクナ梗塞により,内包膝〜後脚の限局された範囲に損傷がみられた.図1[1)]に内包に局在する上下行路と視床

の位置関係を示す．損傷した内包後脚には上肢〜下肢までの皮質脊髄路(③〜⑤)と，その内側に運動前野・補足運動野から並行して下行する皮質橋網様体路(⑦)，後方には皮質延髄網様体路(⑧)が存在する．また，視床の前腹側核(VA)，外側腹側核(VL)，外外側核(LP)，中間腹側核(Vim)，後外側腹側核(VPL)から皮質へ連絡する視床放線が混在し，最後方には側頭頭頂後頭橋路(⑥)が存在する．

これらのことから，身体的側面として右上下肢の随意運動の障害だけでなく，VPL，Vim，LP 核からの上行線維損傷による体性感覚障害，前庭迷路系障害に起因した姿勢定位障害，VL 核から上行する大脳小脳運動ループの損傷によるフィードフォワード障害，VA・VL 核から上行する基底核筋骨格ループの損傷による筋緊張亢進が予測される．

また，歩行時の非麻痺側立脚期における同側(損傷側)体幹・股関節の予測的姿勢制御(anticipatory postural adjustment；APA)にかかわる皮質橋網様体路と，麻痺側遊脚期での対側(非損傷側)体幹・股関節の APA にかかわる皮質延髄網様体路の影響も歩行練習を進めていくうえで考慮が必要である．

加えて，内包膝に局在する皮質延髄路の損傷から，嚥下，構音障害の存在も否定できない．認知的側面としては，側頭頭頂後頭橋路損傷から各大脳皮質と小脳との連関関係の破綻による影響と，前腹側核(VA)への上下行線維損傷による前頭葉症状，陳旧性の小脳半球梗塞による小脳性認知情動症候群(CCAS)の可能性が示唆される．

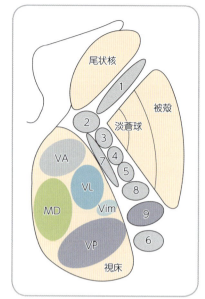

図 1 | 内包の上下行路と視床の関係
①前頭橋路，②皮質延髄路，③皮質脊髄路(上肢)，④皮質脊髄路(体幹)，⑤皮質脊髄路(下肢)，⑥側頭・頭頂・後頭橋路，⑦皮質橋網様体路，⑧皮質延髄網様体路，⑨視床放線(主にVim，VPL)．
※内包後脚における上行路は色つき，下行路を灰色で示す
〔吉尾雅春，ほか編：脳卒中理学療法の理論と技術．pp.312-320，メジカルビュー，2016 より一部改変〕

プロブレム・リスト

■ **運動・姿勢の問題**
①内包後脚の損傷 → 右上下肢の随意運動障害
②VPL，Vim，LP 核からの上行線維損傷 → 体性感覚障害，姿勢定位障害
③VL 核から上行する大脳小脳運動ループの損傷 → フィードフォワード障害
④VA・VL 核から上行する基底核筋骨格ループの損傷 → 筋緊張亢進

■ **歩行時の問題**
⑤皮質橋網様体路 → 非麻痺側立脚期における同側(損傷側)体幹・股関節の APA
⑥皮質延髄網様体路 → 麻痺側遊脚期での対側(非損傷側)体幹・股関節の APA

■ **認知面の問題**
⑦側頭頭頂後頭橋路損傷 → 各大脳皮質と小脳との連関関係の破綻による影響
⑧前腹側核(VA)への上下行線維損傷 → 前頭葉症状
⑨陳旧性の小脳半球梗塞 → 小脳性認知情動症候群(CCAS)

■ その他の問題
⑩内包膝に局在する皮質延髄路の損傷 → 嚥下，構音障害
⑪既往歴 → 全盲

臨床像と画像の読み合わせ

1 臨床像と画像解釈の差異と回復予測

　前項の脳画像解釈と実際の臨床像を比較すると，予測に反して嚥下障害はなく，口の動かしにくさの自覚はあったものの著明な構音障害もみられなかった．また，発症時の運動麻痺がわずか17病日で大きく改善している点を考慮すると，皮質脊髄路の興奮性向上に由来する運動麻痺回復の1stステージとしてはよい経過であり，今後2ndステージ，3rdステージでの中枢神経系の再組織化が円滑に進めば，さらなる回復も予測された．

　Eさんの感情失禁は今回の発症によって認められるようになったことから，既往の小脳梗塞に由来するCCASが原因であるというよりも，VA核への上・下行線維損傷による影響の可能性が高いと考えられた．しかし，情動面以外の遂行機能・注意などにかかわる症状はみられなかった．これらのことから，画像解釈に沿った機能障害はあるものの，リハの介入次第で中等度〜軽度まで機能改善が見込まれること，外的環境を整えれば動作手順の定着が図れる可能性を想定し，ゴール設定を進める必要があった．

2 "全盲"に対する神経学的考察

　これまでに述べた臨床像，画像解釈に加えて，既往歴にある全盲が及ぼす心身機能・活動への影響を考察することは必要不可欠である．

1）姿勢定位・姿勢制御への影響

　人は視覚系，前庭系，体性感覚系から統合された身体像をもとに，姿勢定位[2]と姿勢の制御を行っている．また，これらの感覚入力は均等に感覚統合されておらず，それぞれの感覚入力に対する重みづけには個人差がある．そしてその重みづけは環境や疾病，身体活動に応じて変化するとされている（感覚入力の再重みづけ仮説）[3]．つまり，発症前から全盲であったEさんは，視覚入力の欠如によって感覚統合の重みづけが前庭・体性感覚に比重を置いたものになっていたと推察される．そのため姿勢定位においても，その判断基準を自覚的視覚的垂直判断（subject visual verticality；SVV）以外の自覚的姿勢的垂直判断（subject postural verticality；SPV）や自覚的触覚的垂直判断（subject haptical verticality；SHV）に委ねており，前述した内包後脚損傷による前庭・体性感覚入力の破綻から感覚統合が不均衡となり，姿勢定位障害が生じたと考えられる．

　また，あらかじめ得た視覚情報や随意運動に先行して外乱を予測し，APAによる調整

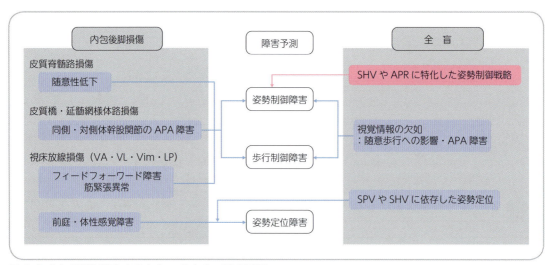

図2 ｜ 内包後脚損傷と全盲からのEさんの障害予測
※青枠の機能障害に対し，赤枠は障害を補助する役割をもつ．

が行われるため，視覚情報の欠如は立位活動や歩行制御に問題が生じる可能性がある．その一方で，予期せぬ外乱に応じて活動する自動的な姿勢反応(automatic postural response；APR)は，Ⅰ群線維の感覚入力から，大脳皮質を介する上位中枢ではなく，脳幹(網様体)と小脳からの下行路である前庭脊髄路・網様体脊髄路によって調整されている[4]．皮質損傷はAPRに対する関与が少ないこと，小脳中間部の損傷が少ないことから，APRによる姿勢制御機能は維持されている可能性がある．全盲によりこれまでの姿勢制御戦略をAPR優位に行っていたと推測すると，Eさんの場合には，筋緊張異常や筋短縮による感覚入力低下の影響はあるものの，これまでと同様の制御戦略が使用できるというポジティブな側面が考えられた(図2)．

2）運動のプランニング，運動学習への影響

図3に視覚情報と運動プランニング，運動学習の関係性を示す．

後頭葉から投射された視覚情報は，背側視覚経路で動きのイメージや空間内での位置情報を把握し，腹側視覚経路では物体の識別が行われる．そして，そのほかの感覚情報と合わせて運動前野で統合され，目的動作に必要な運動のプランニングが行われる．

一方，Eさんのような全盲例では動いている物体の把握は困難であり，静止している物体の形や位置，空間内での自身の位置関係も触覚や聴覚情報に頼ることになる．これは目的動作が決まっていたとしても，どのような運動をプランニングするかが難しく，片麻痺患者のように身体状況に合わせて新しい動作方法の学習に取り組むことが難しいことを示唆している．また，外環境の把握に手順や所要時間が増えることで動作の実用性低下につながり，活動制限・参加制約にも直結しかねない問題である．

運動学習を進めるフィードバック(以下FB)には対象者自身の感覚情報にもとづく内在的FBと，教示や介助など外部からの感覚情報にもとづく外在的FBが存在する[5]．ここでも視覚・視空間情報は運動の修正や強化，運動記憶の形成に寄与する重要なFB情

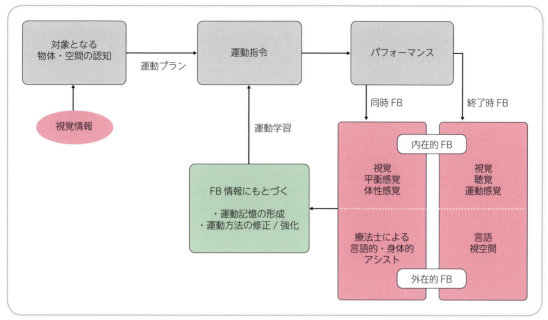

図3 | 視覚情報と運動プランニング,運動学習の関係性
FB : feedback

報であり,このFBが利用できないことは,学習遅延の要因になりえると考えられた.

ただし,唯一の救いとして,Eさんは後天性の全盲であったため,以前に蓄積された物体・空間の記憶や運動記憶は残存しており,限られた空間内での習慣化された動作であれば,以前の手順をもとに運動プランニングが行える可能性があった.また,杖などの使用したことのない物品の操作や,新しい動作の獲得を行うためには,残存した体性感覚・聴覚からのFB情報を利用し,運動記憶の形成,運動方法の修正/強化を行う必要があった.

3) 脳システムから考えるアプローチへの手がかり

ここまで内包後脚損傷と全盲による障害像について述べてきた.ネガティヴな側面が多かったが,ここでは残された機能として,大脳基底核の認知ループと強化学習に着目する.

前頭連合野では運動が実行される前段階として,辺縁系による内的欲求をもとに前頭前野で「環境や状況の認知」「目標に対する計画・予測・判断」「注意の維持」を行い,運動前皮質(補足運動野・運動前野・帯状回運動野)で「動作プランと開始」を決定,一次運動野への指令を行う.そして,大脳基底核は,辺縁系ループと前頭前野ループを介して前頭連合野を抑制性制御下におき[6],目的や状況に応じた行動の動機づけや情動の適応と,適切な行為・手順の選択を行う.**図4**はその前頭連合野と基底核ループの関係性を示したもので,ここでは一部損傷が疑われるVA核を経由する.しかし,Eさんは入院当初こそベッド・車椅子からの転落があったものの,それ以降は,自身のおかれている状況や環境を触覚情報から冷静に分析し,必要動作・手順の選択が行えており,転倒はみら

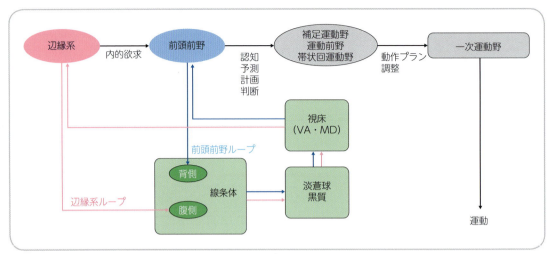

図4 運動実行にかかわる前頭連合野と基底核ループ
VA：前腹側核，MD：背内側核．

れなかった．また，「以前と同様に身の回りのことを行えるようにしたい」という目標を常にかかげ，その過程を着実に精力的にリハに励む様子からは，前頭連合野・辺縁系が機能していることが推察された．

　加えて，運動学習を果たすうえで，行動によって得られる成果を予測し，結果との不一致からよりよい運動へ様式を変化させる強化学習にも，大脳基底核はかかわるとされている[6]．既述した一次運動野からの運動発揮に付随する諸問題や，姿勢定位の障害，全盲による運動プランニング・FB機能低下による学習阻害はあるものの，前頭連合野・辺縁系・大脳基底核の機能残存は，新しい動作を獲得するための脳機能マッピングを変容する手助けとなることが期待された．

実際のリハビリテーションとその結果

1 理学療法の経過

　入院後の経過を**表1**に示す．

　入院翌日にブレースカンファレンスを実施し，1週間後に大腿カフがセパレートタイプの長下肢装具（knee ankle foot orthosis；KAFO）（膝継手：リングロック，足継手：ダブルクレンザック・Gait Solution）を作製した．リハ開始時から立位・歩行で非麻痺側下肢の外転接地がみられ，後方介助歩行では非麻痺側立脚期に麻痺側へ押し返す抵抗感があった．そのため，直線の手すりと側方介助による歩行練習を主体に取り組み，3週間経過時には外転接地が消失した．

　1か月以降に支持物を手すりからQ-caneへ，KAFOからsemi-KAFOへ変更した．膝継手のロック解除や短下肢装具（ankle foot orthosis；AFO）を並行し評価していたが，

表1 | 当院入院後の経過とアプローチ

	入院時（1週間）	1か月	3か月	4か月	退院前（4か月半）
装具	KAFO	semi-KAFO	AFO or 裸足 膝サポーター	AFO or 靴	靴
形態	2動作前型（手すり）	→	3動作前型（Q-cane）	→	→
介助・環境	手すり＋側方介助（PTが麻痺側に密着）Swing全介助	手すり or Q-cane 骨盤帯介助 IC接地位置介助	見守り 方向のみ口頭指示	居室内や方向転換中心の環境へ変更	実生活環境主体 自宅内練習
内容	歩行時 pushing（＋）→垂直位感覚入力 股外転接地修正 左 weight shift 誘導→網様体脊髄路賦活	AFOでは骨盤sway残存（FF障害・頸部骨折既往・膝OA）→semi-KAFOで股関節周囲の固定性強化	膝関節 lateral thrust と toe clearance 低下の残存→裸足歩行で随意的な heel contact	直線歩行→曲線歩行→より随意性が必要な歩行練習 靴移行を評価	外部環境への適応練習→SHV・ダイナミックタッチを使用した歩行制御 手順・道順の習熟
ADL	移乗：全介助→見守り→自立 移動：車椅子介助→ トイレ：部分介助→見守り→			居室内歩行見守り 自立	居室内の歩行含め ADL自立

KAFO：Knee Ankle Foot Orthosis, AFO：Ankle Foot Orthosis, IC：initial contact, 骨盤sway：骨盤側方動揺, FF：feedforward, SHV：Subject Haptical Verticality（自覚的触覚的垂直判断）.

骨盤sway（側方動揺）とlateral thrust（膝関節内反・脛骨外旋を伴う側方動揺）がみられたため，semi-KAFOでの歩行量を増加した．

3か月半で両側支柱つきの膝サポーターと外側ウェッジインソールを使用したAFOに移行した．3動作前型歩行が見守りで可能であったが，toe clearance低下は残存していた．4か月から裸足・靴での歩行と居室内での動作練習を開始．4か月半で靴とQ-caneを使用した自室内歩行が自立し，5か月で自宅退院に至った．

退院時にはBRS：上肢Ⅲ，手指Ⅲ，下肢Ⅳ，SIAS：41〔下肢近位（股）：3，下肢近位（膝）：3，下肢遠位：2〕，SCP：0，表在・深部感覚はほぼ正常となった．下腿三頭筋のMAS：1+とDTR：2+，足関節背屈：5°に改善がみられた．居室内でのADLは自立し，FIM：107点（運動74点，認知33点）となった．

2 装具を用いた理学療法介入

1）KAFO の使用効果への期待

　　KAFO は治療用装具として脳卒中患者に使用することで，覚醒の向上や廃用症候群の予防，姿勢定位障害の改善，歩行能力の獲得などに効果があるとされる[2]．一方で理学療法士は，早期から KAFO の有効性を個々の患者に対して根拠をもって提案し，戦略をもって使用することが求められる．

　　KAFO 使用の最大のメリットは，早期から抗重力姿勢における麻痺側下肢の支持性を保障し，良姿勢アライメントでの立位・歩行を質的・量的に確保できることにある．これまで全盲により SHV や SPV に依存し姿勢定位していた E さんに対して，良姿勢での立位・歩行をとおした前庭・体性感覚入力を行うことは，SPV の再構築を促し，姿勢定位障害解決の糸口になると考えられた．また，運動麻痺によって随意的な歩行制御が困難となった場合でも，律動的で定常的なパターン化された歩行運動を行うことで，自動的な歩行機構である中枢性運動パターン発生器(CPG)の活動は維持される．CPG の賦活には十分な荷重を保った左右交互の股関節屈曲−伸展運動と，一定以上の速度を保つことが条件とされており[2]，KAFO を使用した歩行はその条件を満たすことが可能である．そして，CPG の活動は麻痺側下肢抗重力筋の賦活だけでなく，交互運動をとおして橋延髄網様体路を賦活し，麻痺側非麻痺側の体幹・股関節の APA 学習に寄与する．さらに，APA やフィードフォワード障害による体幹・股関節の制御不良と努力性の動作，基底核筋骨格系ループ障害から，E さんは今後，足関節の筋緊張異常が生じる可能性も高い．装具歩行をとおして十分な荷重を伴う足関節運動・可動性を保証し，それらの問題を抑制する目的もある．

　　臨床場面でも，フィードフォワード障害により歩行の振り出しで下肢のコントロールに介助を要し，麻痺側の立脚移行時の不安定性から立脚中期(mid stance；MSt)に骨盤 sway が生じたと推測した．また皮質橋網様体路の障害により，非麻痺側体幹・股関節の APA 障害から，左片脚立位が困難になったものと考えた．特に，E さんは 1 年前の右大腿骨頸部骨折後に希望して早期退院した経過と，右小脳半球梗塞の既往から，発症前から右股関節の支持性が低下していた可能性もあった．十分な股関節周囲の筋収縮を促すためにも，KAFO によって膝関節を固定し，立脚期での股関節周囲のコントロールを容易にする必要があった．

2）KAFO を有効活用する介助方法の工夫

　　上述した CPG を賦活する歩行条件のために，KAFO での歩行練習初期は，後方から全介助で練習を行うことが望ましいと思われた．しかし，E さんはこれまでの姿勢制御を SHV やダイナミックタッチといった能動的な体性感覚，前庭感覚情報に依存していた影響からか，全介助という受動的な感覚入力に抵抗がみられ，律動的な歩行パターンの生成に難渋した．そこで，pushing 現象は残存していたものの，柵や手すりなどの固定支持物で座位，立位を定位する機会を増やし，E さんにとって従来どおりの能動的か

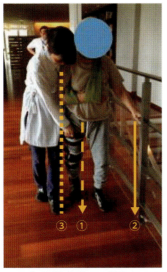

図5 体性感覚への働きかけを重点化した介助歩行
①KAFOによる垂直な荷重アライメント，②手すりへの荷重による垂直な反力，③介助者が側方から全面接触し垂直位の壁をつくる．

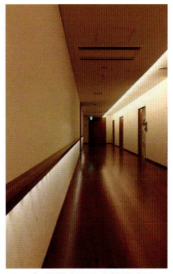

図6 当院廊下の直線手すり
最長15mの手すりを使用し，連続歩行が可能．

つ変化のしない垂直位の感覚入力に重点をおき歩行練習を行った．

図5は歩行開始1週間の歩行練習である．KAFOで麻痺側への荷重を調整し，左の手すりに対し手掌から垂直に荷重していくこと，右側方から介助者が正中位の壁をつくることでSPVの再構築を促した．また，平行棒内歩行では連続性が減少するため，図6のように長い直線の手すりを使用することで歩行の律動的な連続歩行を確保した．

3) semi-KAFOの活用方法とAFOへのカットダウン時期の検討

KAFOは立脚期における床反力を直接股関節へと伝えることができるため，股関節周囲の動的支持の運動学習が可能となる．しかし，AFOへカットダウンした際にextension thrust patternやbuckling knee patternなど片麻痺例に特有の歩容に移行することも少なくない．矢状面におけるKAFOとsemi-KAFOの違いは，大腿カフが短くなることによって装具内で膝関節屈曲-伸展のあそびが生じやすくなり，床反力ベクトルがKAFOよりも股関節前方，膝関節後方をとおることになる（図7）．そのため，股・膝関節への屈曲トルクは増大し，大殿筋や大腿四頭筋に遠心性収縮でのコントロールが要求される．つまり，KAFOとsemi-KAFOでの歩行練習を並行して行うことで股関節の支持性を評価したり，反張膝や膝折れを予防しながら荷重応答期（loading response；LR）〜立脚中期（mid stance；MSt）にかけた膝関節軽度屈曲位での大腿四頭筋の運動学習を可能にする．KAFOから直接AFOへカットダウンするよりも，段階的に難易度を調整できるメリットがある．

Eさんは，右LRでの大腿四頭筋の収縮が得られるようになったため，1か月でsemi-

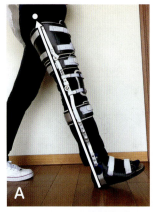 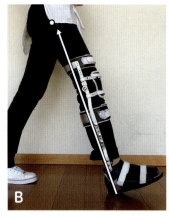 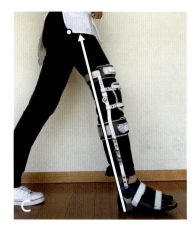

図7｜矢状面におけるKAFOとsemi-KAFOの比較
A：KAFOでの初期接地（IC），B，C：semi-KAFOでのIC～荷重応答期（LR）．
※〇股関節中心，△膝関節中心，↑床反力ベクトル．
KAFOでのICと比較し，semi-KAFOでは大腿カフが短くなることにより，床反力ベクトルが股関節前方・膝関節後方をとおり，屈曲トルクが発生する．

　KAFOに変更したが，AFOへの変更にはさらに2か月を要した．この要因として，まず同時期に手すりからQ-caneへ支持物を変更し，早期からより体性感覚情報が少ないなかで姿勢・歩行戦略を促したことがあげられる．もう1つは，立脚期矢状面での股・膝関節のコントロールは学習が図れていたが，AFOでは右MStにおける前額面での骨盤swayが残存し，膝関節内反・脛骨外旋を伴うlateral thrustの増加がみられたことがある．これは装具のレバーアームが短くなることで，前額面における股関節のコントロールが不利になるのに加え，フィードフォワード障害や骨折の既往が影響し，右MStでの固定性低下が生じ，過剰努力がおきて足部内反が出現したと推察した．そこで，semi-KAFOで膝関節のコントロール向上を図りながら，右初期接地（initial contact：IC）～MStまでの荷重アライメントと骨盤swayを徒手的に修正し，1回のリハ介入で500 mまで歩行量を増加させた．そして，入院から3か月半の時点の歩行（図8）では，両側側方支柱つき膝サポーターと外側ウェッジインソールを使用しながら，見守りでの歩行が可能となった．

　しかし，右IC～MStまでの運動学習は進んでいる一方で，右遊脚終期（terminal swing：TSt）の短縮と遊脚相でのdouble knee actionの減少は残存していた．この要因の1つとして，右足関節背屈制限によりTStの股関節伸展が生じず，大腰筋の張力を利用した振り出しにつながらなかったことが考えられた．また，Q-caneでの3動作歩行のため，杖の移動時である右遊脚初期（initial swing：ISw）前に歩行の連続性が途切れてしまい，右TSt～前遊脚期（pre-swing：PSw）で生じた前方への加速を利用できなかったためと考えた．そこで，T-caneや2動作への変更も検討したが，視覚情報がないなかでQ-cane使用による床反力からの垂直情報は，外在的FB情報として両側立脚期の姿勢制御と運動学習に寄与しており，歩行形態の変更は安定性・安全性の低下を招いた．そのため退院後の自立した生活を考慮し，控えることとした．

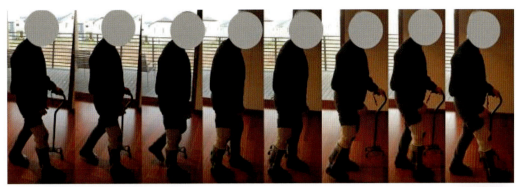

図8 | 入院3か月半の時点での歩行
この時点では膝OAによる疼痛が生じないよう両側支柱付き膝サポーターと外側ウェッジのインソールを使用．右TStの股関節伸展の不足から左歩幅が狭小，右ISwの膝屈曲減少から骨盤後傾での努力性Swがみられる．

動画 E-1

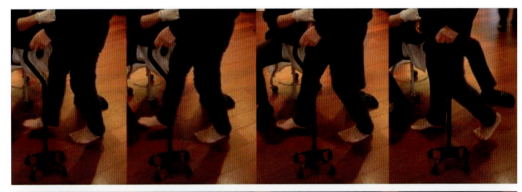

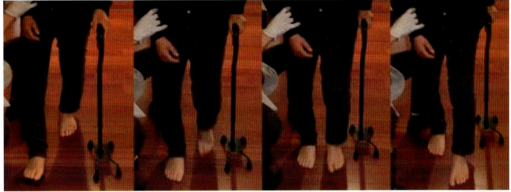

図9 | 裸足歩行
heel contactが出現し足部内反やclaw toeなどの過剰努力もみられないが，AFOよりもLR〜MStでの膝伸展角度が増加．

動画 E-2

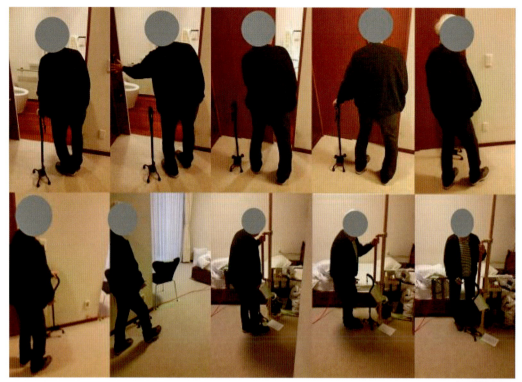

図10 | 居室内トイレからベッドまでの歩行
動線が認識しやすいよう壁や椅子,ベストポジションバーを設置.

🎬 動画 E-3

4) AFO から靴への移行の可否

　図9は4か月時の裸足歩行の様子で,歩行開始1歩目から矢状面で heel contact(HC) がみられ,前額面でも足部内反や claw toe などの過剰努力はみられなくなった.しかし,AFO と比較すると LR〜MSt にかけて extension thrust pattern に似た膝関節伸展角度の増加がみられた.HC の出現から LR での前脛骨筋による遠心性収縮はみられたが,背屈制限によって heel rocker function の可動範囲が制限された影響と考えた.そのため,補高作用を期待して踵に厚みのある運動靴を使用し,heel rocker から ankle rocker までの足関節の可動範囲を確保することで,LR での脛骨前傾がみられ MSt での反張膝が軽減した.E さん自身も歩きやすいとの自覚がみられた.

❸ 在宅復帰に向けた ADL 自立への取り組み

　歩行の安定後は,退院後の生活を踏まえて自室内での ADL 自立を目標に取り組んだ.
　図10 はトイレからベッドまでの移動の様子を表す.
　居室内での歩行は,その先に整容や排泄などの目的動作がある.そのため,リハでの歩行練習と異なり,上肢操作による動的な立位バランスや空間および物品の位置把握,

より随意的な制御が必要になる方向転換など，複合的な要素が存在する．環境設定された限られた環境であるにしても，視覚情報がなく，右上肢も実用的に使用できない状況では，困難を極めることが予測できる．そうしたなかでも自室内動作が自立に至った経緯をみると，「一人で何とかしたい」というEさんの思いは，環境のなかで何度も失敗を繰り返しながら環境に迫って最適な動作を学習していくという前頭連合野，基底核，辺縁系の機能によって保証されたのだと考えられた．

引用・参考文献

1) 吉尾雅春，ほか(編)：脳卒中理学療法の理論と技術．pp.312-320，メジカルビュー，2016
2) 吉尾雅春，ほか(編)：脳卒中理学療法の理論と技術．pp.421-425，メジカルビュー，2016
3) 板谷厚：感覚と姿勢制御のフィードバックシステム．バイオメカニズム学会誌 39(4)：197-203，2015.
4) 吉尾雅春，ほか(編)：脳卒中理学療法の理論と技術．pp.255-261，メジカルビュー，2016
5) 阿部浩明，ほか(編)：脳卒中片麻痺患者に対する歩行リハビリテーション．pp.32-36，メジカルビュー，2016
6) 嘉戸直樹：大脳基底核の機能．関西理学 5：73-75，2005
7) 月城慶一，ほか(訳)：観察による歩行分析．pp.28-34，医学書院，2007
8) 花北順哉(訳)：神経局在診断．pp.246-255，pp.414-417，文光堂，2010
9) 林克樹，ほか：脳卒中患者の歩行障害のリハビリテーション．BRAIN and NERVE 62(11)：1239-1251，2010
10) 高草木薫，ほか：脳幹・脊髄の神経機構と歩行．BRAIN and NERVE 62(11)：1117-1128，2010
11) 大畑光司：Gait Solution 付短下肢装具による脳卒中片麻痺の運動療法とその効果．PTジャーナル 45(3)：217-224，2011
12) 増田知子：回復期脳卒中理学療法のクリニカルリーズニング．装具の活用と運動療法．PTジャーナル 46(6)：502-510，2012
13) 虫明元，ほか：認知的運動制御システム．総合リハ 42(1)：7-12，2014
14) 長谷公隆：運動学習理論に基づくリハビリテーションの実践．pp.2-58，医歯薬出版，2008
15) 吉尾雅春：極める！脳卒中リハビリテーション必須スキル．pp.95-96，gene，2016
16) 柳澤信夫：基底核の機能．Clinical Neuroscience 35(1)：18-27，2017
17) Jang SH, Seo JP：The anatomical location of the corticoreticular pathway at the subcortical white matter in the human brain：A diffusion tensor imaging study. Somatosens Mot Res 32：106-109, 2015

73歳男性　Fさん
立位で容易に膝折れが出現．長下肢装具は必要か？

脳画像から「障害像」を考えてみよう

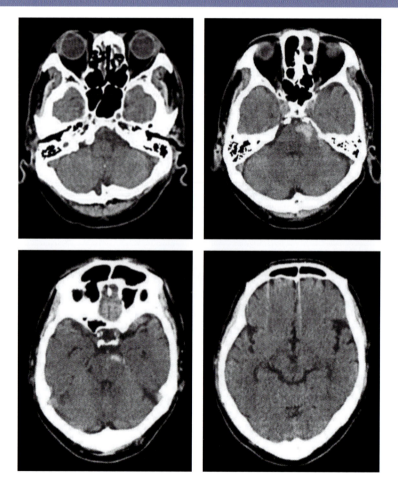

> **Hint**
> - 左橋吻側部に限局的な出血がみられる．
> - テント上脳実質には病変を認めない．

経過

1 患者とその背景

- **診断名**：左橋出血
- **年齢・性別**：73歳男性
- **病前**：運動障害なし，ADL自立
- **ゴール**：歩行獲得

2 入院までの経過

突然に右片麻痺と構音障害が出現し，救急搬送となる．搬送時，高血圧（207/107 mmHg）および右口角の下垂と右上下肢の筋力低下を認めた．頭部CTでは左橋に高吸収域があり，橋出血の診断を受けた．治療では保存的治療が選択され，血圧コントロールおよび点滴加療が施された．

急性期病院ではリハ介入はなく，看護師による車椅子離床のみが実施された．発症後以降，血腫の増大はなく，病状が安定した15病日に回復期リハ病棟（当院）に転院となった．

回復期リハ病棟では約5か月間のリハが実施され，162病日に自宅退院となった（**図1**）．

3 障害像

回復期リハ病棟における初期評価を**表1**に示す．入院当初より意識障害はなく，明らかな認知機能の低下や高次脳機能障害は認めなかった．一時期，発動性（意欲）の低下が

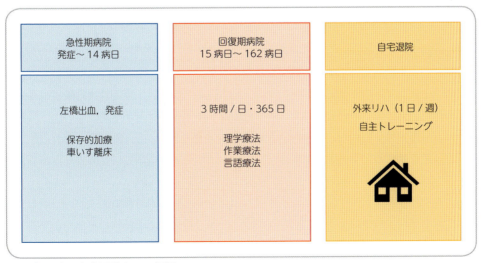

図1 発症～自宅退院までの経過

表1 | 初期評価（15～22病日）

SIAS	knee-mouth	1
	finger-function	0
	hip-flexion	3
	knee-extension	2
	foot-pat	1
	light touch/position	3
協調性運動障害		陽性（疑い）
体幹失調		立位・座位：陽性
FIM	運動	35
	認知	24

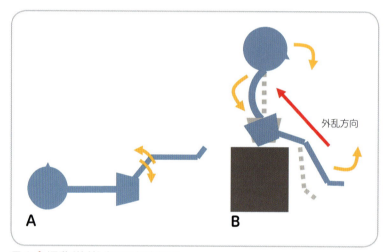

図2 | 運動（体幹）失調の観察場面

スタッフ間で問題視されたが，日常生活やリハを阻害するほどではなく，次第に消失した．

　運動機能としては，右上下肢に運動麻痺を認めた．上肢は随意運動が困難であるのに対し，下肢は足関節を除いて粗大な運動が可能であった．しかし，右下肢の滞空保持においては股関節から膝関節にかけての動揺があり（図2A），協調性運動障害の存在が疑われた．同様に，座位における体幹検査では，静的保持は可能であるものの，外乱に対する易動揺性を認めたことから，体幹失調は陽性と判断した（図2B）．なお，左上下肢に失調をはじめとする運動障害はなく，他の関節可動域制限や感覚障害・疼痛も認めなかった．

　基本動作としては，起居から座位までは見守りで動作が可能であった．しかし，起立動作では右下肢の荷重支持が困難なために，左上肢による支持物の把持や左下肢への荷重偏位がなければ，自己での起立動作は不可能であった．また，立位保持においても右下肢の荷重支持は困難であり，左下肢を中心とした立位姿勢になるとともに，右下肢へ

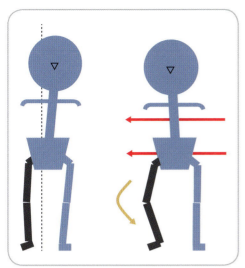

図3 | 立位姿勢と荷重時の膝折れ

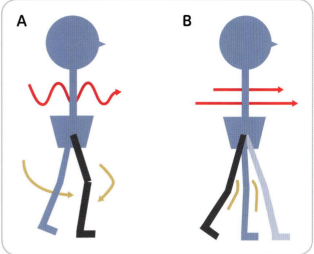

図4 | 歩行状態と膝折れの有無
A：歩行速度の遅い歩行では膝折れを認める．
B：歩行速度の速い歩行では膝折れを認めない．

の荷重場面では容易に膝折れを呈した（図3）．さらに座位と同様，立位でも前後・左右への動揺性があり，安全性の観点から日常生活における移乗や排泄場面ではスタッフの介助を必要とした．

上述の評価より，右下肢の荷重困難および膝折れを主たる問題点とした．特に，膝折れは静的立位の時点で発生しており，日常生活の自立度を向上させるうえで膝折れの解消が最重要課題と考えられた．理学療法をはじめとするトレーニング場面では長下肢装具の使用を検討した．しかし，評価を目的に実施した平行棒内歩行や平行棒外での介助歩行（装具なし）では，静的立位に反して，右立脚相の膝折れが発生しにくいことに気づいた．具体的には，歩き始め2, 3歩は右立脚相で膝折れを認めるものの，定常歩行への移行後は膝折れが消失するという具合である．そして，この現象は歩幅や歩行率が良好な場合にその傾向が強かった（図4）．また起立においても，右下肢の荷重を強制するような徒手的補助を加え動作を反復すると，それに追随して自発的な荷重支持が可能になることを何度も経験した．

画像の解釈と問題点の整理

1）病巣の確認

画像を読影するときは，病巣の位置や病巣の拡がりに注目する．脳出血の場合，血腫をはじめ，その周辺の浮腫も病変として捉える．また，たとえ主病名が脳幹出血（梗塞）であったとしても，テント上脳実質のスライスは必ず確認する必要がある．

まずはFさんの病巣の位置や拡がりを確認する（図5）．出血による血腫は，橋の上部

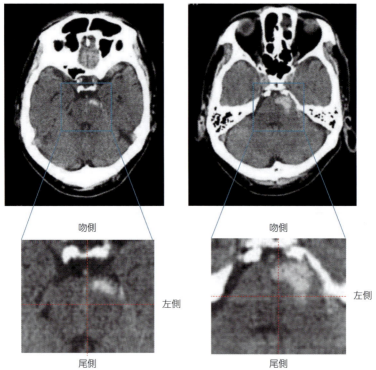

図5 | 病巣(血腫)の位置と拡がり

から中部のスライスで確認できた．また血腫は橋の左側，かつ吻側に限局している．病巣の拡がりとしては，橋中部のスライスにおいて，一部は吻側から尾側へ血腫の進展を認めるが，血腫の周囲に明らかな浮腫は認めない．なお，テント上脳実質には異常所見を認めなかった．

2) 問題点の整理

次に上述した病変部位から問題点を考える．橋の吻側には，主として大脳皮質から由来する下行性線維が通過する(図6)．具体的には，皮質脊髄路，皮質核路，皮質橋路があげられ，皮質脊髄路・皮質核路が損傷すると，病変と対側の上下肢・顔面に運動麻痺が出現する．また，皮質橋路が損傷すると，大脳-小脳系システムの問題が惹起される．大脳-小脳系システムは運動ループと認知ループに大別され，運動ループは随意運動における近位部の固定(姿勢の構え)や運動出力の調整に関与している．運動ループが障害されると，病変と対側の上下肢および体幹で，協調性運動障害をはじめとする運動失調を呈する可能性がある．一方，認知ループの障害では，前頭前野と小脳半球の関係から，注意障害などの前頭葉症状の出現が考えられる．そのほかにも，小脳性認知情動症候群(CCAS)として遂行機能障害，空間認知障害，言語障害，人格変化を呈することも考えられる．

大脳-小脳系システムは対側間の大脳と小脳によって構成され，交叉性線維が双方を連結している．具体的には，大脳-小脳間の往路を横橋線維，復路を上小脳脚交叉が交叉

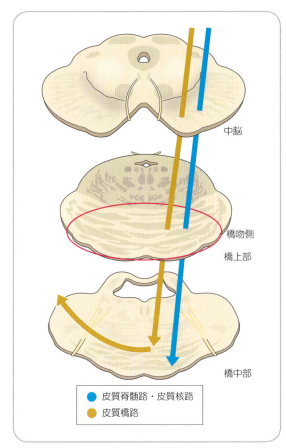

図6 ｜ 橋の吻側を通過する下行性線維

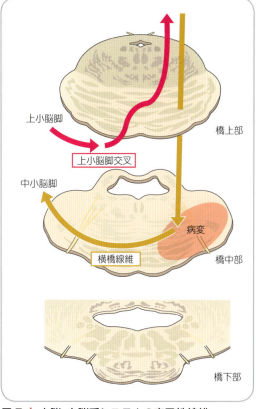

図7 ｜ 大脳-小脳系システムの交叉性線維

性線維としての役割を担う（図7）．そして，これらは橋の中部から上部を走行する．したがって，橋病変によって交叉性線維が損傷した場合は，上述した運動障害が両側肢に出現する可能性がある．

最後に，血腫の一部が吻側から尾側に進展していることの影響について考える．橋の上部から中部の尾側には，内側毛帯，外側脊髄視床路，網様体，赤核脊髄路，前脊髄小脳路が位置する．もし血腫が尾側へ進展し，これらの経路に損傷が生じた場合，対側の感覚障害やフィードフォワード・フィードバック制御を含めた姿勢制御障害を呈することが考えられる．

プロブレム・リスト

①橋吻側の損傷 ｛皮質脊髄路・皮質核路 → 上下肢・顔面の運動麻痺
　　　　　　　　皮質橋路 → 大脳-小脳系システムの問題
　　　　　　　　　　（運動ループ，認知ループの障害）
②運動ループの障害 → 対側上下肢と体幹に協調性運動障害をはじめとする運動失調
③認知ループの障害 → 注意障害などの前頭葉症状の出現，CCAS の可能性
④橋病変による交叉性線維の損傷 → 両側肢の運動障害
⑤血腫の尾側への進展 → 感覚障害や姿勢制御障害

臨床像と画像の読み合わせ

1 問題点の解釈

　出血による血腫は，左橋における上部から中部の吻側に位置しており，初期評価では，右上下肢の運動麻痺と右口角の下垂，体幹を含めた運動失調を認めた．血腫の位置から推察すると，これらの機能障害は左橋を下行する皮質脊髄路，皮質核路，皮質橋路の損傷に起因するものと推察される（図 8A）．

1）皮質脊髄路の損傷

　皮質脊髄路の損傷では，随意運動の障害として運動麻痺を呈するのは明白であり，運動麻痺がより重度な上肢は皮質脊髄路の損傷も大きかったと考えられる．また，発症時から認める右口角の下垂は，顔面神経核へと向かう皮質核路の損傷に伴う顔面麻痺と考えられる．

2）皮質橋路の損傷

　皮質橋路の損傷では，大脳-小脳系システムの問題を呈する．
　Fさんは，運動麻痺を併存しているため協調性運動障害の詳細な評価は困難であったが，滞空保持における右下肢の動揺性や体幹検査の結果を加味すると，運動ループの障害に起因する運動失調を呈していると解される．一方，認知ループの障害に起因する注意障害や他の高次脳機能障害は認めなかった．しかしながら，運動ループと認知ループが同様の経路で大脳-小脳系システムを構成することを念頭に置けば，精査によって高次脳機能障害を明らかにできた可能性は否定できない．なお，左上下肢に失調をはじめとする運動障害は認めなかった．協調性運動障害の出現が右上下肢のみであったことを考慮すると，大脳-小脳間における交叉性線維の損傷は最小限であったと考えられる．加えて，同側遠位の運動制御に関与する赤核脊髄路（左橋の尾側を下行）にも損傷は及んでいなかったことが想像される．

3）橋尾側の損傷

　次に検査上，固有感覚や温痛覚に障害を認めなかったことの意味について考える．固有感覚は内側毛帯，温痛覚は外側脊髄視床路によって上行し，いずれの経路も橋の尾側を通過する．つまり，これらの感覚障害を認めなかったということは，橋の尾側の損傷は最小限であったと考えることができる．また，一定の基本動作や座位（姿勢）能力が残存していることについても，橋の尾側に位置する網様体（皮質網様体脊髄路）が残存していることによるものと推察される（図 8B）．したがって，橋の尾側に位置する核や経路には決定的な損傷が及んでいない可能性が高く，この点はアプローチを検討するうえで前向きな要素として捉えられる．

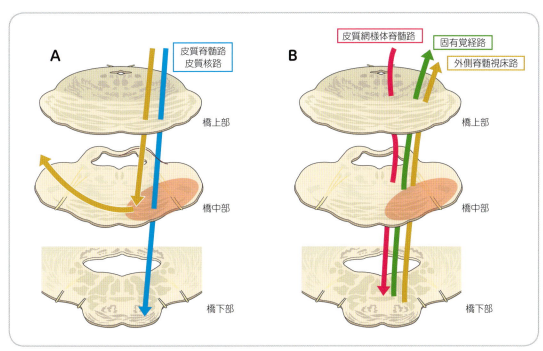

図8 | 病巣の位置関係と残存する神経経路

2 残存機能とアプローチの可能性

1）なぜ静的立位のときだけ膝折れが起きるのか？

　　Fさんの特徴は，右下肢の膝折れがより動的な歩行場面で消失することである．この現象を脳画像から解釈するポイントは，血腫が橋の吻側に限局していること，つまり橋の尾側が残存しているという点にある．換言すると，橋の尾側に位置する残存機能が，歩行場面における右下肢の支持性を保証していると考えられる．

　　橋の尾側に何があるのかを再び整理してみたい．血腫の尾側には，内側毛帯，外側脊髄視床路，網様体，赤核脊髄路が位置することは先に述べた．さらにその尾側には，橋と小脳をつなぐ小脳脚がある．本項では，最も重要な残存機能として小脳脚に注目する．

　　小脳脚には上小脳脚，中小脳脚，下小脳脚がある（図9）．中小脳脚は大脳‒小脳系システムの構成要素である．しかしながら，皮質橋路が損傷していることを加味すると，中小脳脚が右下肢の支持性の保証に関与している可能性は低いと考えられる．

　　対して，下小脳脚は脊髄‒小脳系システムの構成要素である．脊髄からの非宣言的な感覚情報を送る後脊髄小脳路は，この下小脳路を通過して小脳へ向かう．同様に前脊髄小脳路も脊髄からの感覚情報を，上小脳脚を介して小脳へ伝達している．小脳は後・前脊髄小脳路から送られてくる感覚情報にもとづき，即時的な姿勢・運動調整を行っている．換言すると，小脳は歩行中における下肢の荷重状況や関節角度に応答して，筋出力を調整していると解される．静的な立位や歩き始めに膝折れが顕著なのは，随意的な要素の比重や感覚情報の量的な違いにあると推察される．そもそも運動麻痺があるFさんに

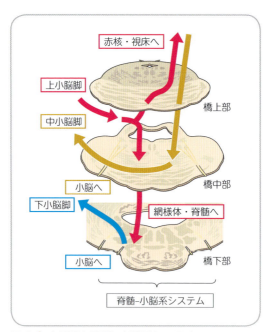

図9｜小脳脚と脊髄-小脳系システム

とって，随意的な要素を含んだ運動課題は難易度が高いと考えられ，その一方で，自動的な要素の比重や感覚情報が多くなるダイナミックな定常歩行では，残存する脊髄-小脳系システムの活用（代償）が有用であり，結果として右下肢の支持性は保証されると考えられた．さらに，脊髄-小脳系システムの出力先である網様体，赤核，視床 VL 核（大脳）はいずれも無傷であり，かつ出力経路である上小脳脚が残存していることも重要である．加えて，下小脳脚を介した前庭-小脳系システムが残存していることも，右下肢の支持性を保証する一要因になっていると考えられる．

2）アプローチの検討

　アプローチの選択に際しては，機能改善をもたらす可能性が高い最良の方法を選択すべきである．特に脳損傷例では，病変によって生じた問題に直接的にアプローチすることも重要であるが，むしろ初期介入としては，残存する機能を最大限活用してベースアップを図るほうが，より効率的であると考えられる．

　この観点からFさんへのアプローチを検討すると，残存する脊髄-小脳系システムを活用することが主要なテーマであると考えられた．後・前脊髄小脳は，筋紡錘や腱器官からの感覚情報を伝達している．この感覚情報を量的・質的に優良なものとするためには，荷重下における関節運動，つまり積極的な起立・歩行トレーニングが有効であると考えられる．また，膝折れに配慮するのであれば，歩行練習では長下肢装具を使用することも一手段となる．しかし，膝の制御を学習するという点では，長下肢装具で膝を固定するより，自由度のある状態で膝の制御を学習することのほうが重要と考えられ，歩行練習では短下肢装具を優先的に使用することとした．

実際のリハビリテーションとその結果

　Fさんへのリハのコンセプトは，積極的な右下肢荷重と荷重下における関節運動である．これは，右下肢筋活動（荷重下）の強化と膝の制御を学習することを目的としたものであった．これらのコンセプトと目的にもとづき，起立・歩行練習を積極的に実施していった．

❶ 起立トレーニング

　自己での起立動作は，左上下肢を主体とする代償や肢位をとることが多く，上述のコンセプトに反する状態となっていた．そこで，起立トレーニングは高座位から開始し，必要に応じて，右下肢荷重の強制を目的とする徒手的補助を加えて実施した．

　起立トレーニングのポイントは，右下肢荷重を前提としながら，離殿から立位までの速度を一定にキープし，そのうえで動作を反復することである．このとき，体幹の反動を利用してはいけない．また，着座する前には，必ず麻痺側下肢に荷重移動（重心移動）し，その後に着座を開始することも徹底した．起立トレーニングのねらいは後・前脊髄小脳路を介した小脳への感覚入力である．入力されるべき感覚情報は，本来の感覚情報と量的・質的に同等である必要がある．したがって再現すべきは，あくまでも正常な動作パターンということになる．動作の達成度をみながら，座面の高さや補助の方法を変更していき，高座位から開始したトレーニングも，次第に座面を低くしていった．同様に，徒手的補助の量も減じていった．また，離殿から立位までの速度を，非対称性が助長されない範囲で加速していった．動作速度の加速は筋活動の増加をもたらす．これは小脳に対する情報量の増加にもなり得ると推察され，脊髄-小脳系システムを活性化する一手段になると考えられる．

❷ 歩行トレーニング

1）後・前脊髄小脳路を介した小脳への感覚入力

　歩行トレーニングでは，右下肢に油圧制動つきの短下肢装具（ゲイトソリューションデザイン）を使用した．用途は，確実な踵接地と荷重応答期における滑らかな下腿前傾の再現である（図10A，B）．そして，右立脚相における股関節の不安定さに対しては，骨盤への徒手的補助を用い，立脚中期から終期への股関節伸展の再現を図った（図10C）．いずれも，後・前脊髄小脳路を介した小脳への感覚入力を，量・質ともに優良なものとするための方略である．

2）膝折れ解消に向けての取り組み

　開始当初，短下肢装具や徒手的補助を用いても，歩行中は多くの場面で膝折れが観察された．この当時におけるポジティヴな要素は完全な膝折れではないこと，そしてネガティヴな要素は膝折れに対してFさん自身が多少なりの不安を感じていた点であった．

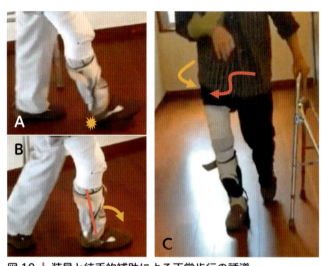

図10 | 装具と徒手的補助による正常歩行の誘導
A：確実な踵接地，B：荷重応答期の下腿前傾，C：側方不安定さに対する補助（→：補助方向）．

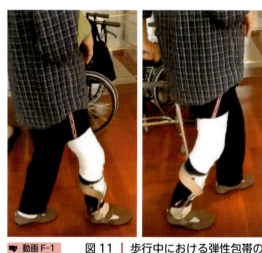

動画 F-1　　**図11 | 歩行中における弾性包帯の利用**

　精神的な不安は歩行速度を減速させる原因になる．しかし，減速した歩行は上述したコンセプトに反するものであり，効果的なトレーニングとはいえない．そこで，不安を解消させるためにU字歩行器を使用し，また膝周辺に弾性包帯を巻くなどして，一定速度を保った歩行トレーニングを励行した（図11）．

　結果として，歩行中の膝折れは可及的早期に消失した．また，歩行補助具もU字歩行器からサイドケインへと移行し，最終的にはT字杖と短下肢装具による自立歩行を獲得することができた（図12）．

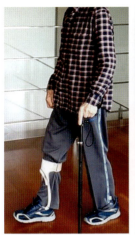 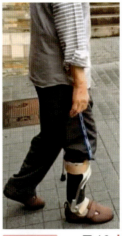 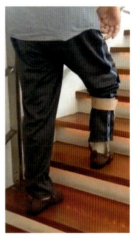

■動画F-2　図12｜T字杖と短下肢装具による自立歩行の獲得

■動画F-3　図13｜坂道歩行と階段昇降

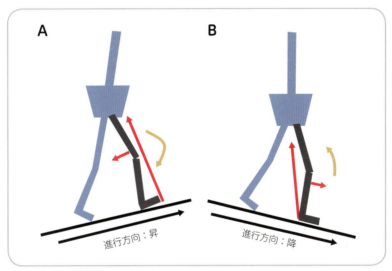

図14｜坂道歩行と膝の制御
A：床反力による膝伸展への力に対し膝屈曲の制御が求められる．
B：床反力による膝屈曲への力に対し膝伸展の制御が求められる．

　自立歩行を獲得する過程では，屋外での坂道歩行や階段昇降を積極的に実施した（図13）．坂道歩行は昇り・降りを問わず，その課題の特性から平地歩行と比較して，より精緻な膝の制御が求められる（図14）．特に，昇りでは膝を屈曲位で保持する能力，降りでは伸展位から屈曲位に円滑に移行する能力など，個別具体的な能力に対しトレーニングをすることが可能となる．いずれも活発な筋活動が必要であり，脊髄–小脳系システムを活用するという点で一致する．しかしながら，Fさんは足関節の運動麻痺が残存して

いたため，実用的な歩行場面(特に屋外)では短下肢装具の継続的な使用が必要であった．

※　　　※　　　※

上記のようなトレーニングを経て，Fさんの主たる問題点としていた右下肢の膝折れは完全に消失し，屋内外ともに自立歩行を獲得することができた．そして，約5か月間の回復期リハを経て自宅退院となった．

3 まとめ

現象だけを捉えると，Fさんの膝折れに対し長下肢装具を使用することは妥当な方法とも考えられる．しかし，脳画像から現象の背景を考察してみると，必ずしも長下肢装具の使用が問題の本質的な打開策にならないことが分かる．臨床の推論過程において，脳画像から得られる情報は非常に重要である．病変の観察に終始することなく，残存機能に注目することで，より効果的なリハの提供が可能になると考える．

60歳代女性　Gさん
重度片麻痺，発症から1年2か月経過．歩いてハワイ旅行は実現可能か？

脳画像から「障害像」を考えてみよう

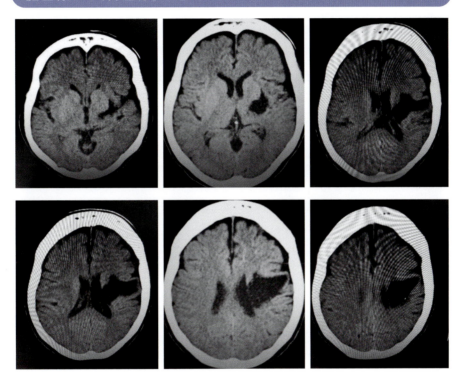

Hint

- 発症から約1年2か月経過時のCT画像であり，血腫は吸収された後の低吸収域として確認できる．
- 内包の広範に低吸収域が及んでおり，皮質脊髄路，皮質網様体路，前頭橋路などの下行路の障害が推測される．
- 視床から皮質へ向かう上行路の障害により，体性感覚にも問題が生じていることが推察できる．

経過

1 発症から当院入院まで

　Gさんは60歳代の女性．娘とともに飲食店を経営しており，店の近隣で独居生活を送っていた．店に顔を出し，接客や調理を行うことも多かったという．休暇は娘と海外旅行に出かけることを楽しみにしていた．あるとき左被殻出血を発症し，急性期病院，回復期病院とで合わせて6か月加療した．しかし重度の右片麻痺と運動性失語症が残存し，在宅生活は困難と判断されたため，療養型病院へ転院した．約1か月半の入院を経て，歩行は不能であったが本人の強い希望で車椅子を移動手段として自宅退院した．

　歩行の再獲得を目標として，介護保険サービスを利用しながら在宅生活を送っていたが，本人が満足する歩行トレーニングを行うことができず，成果も現れなかった．退院から5か月経過した頃，すなわち発症から約1年2か月後に当院に相談があり，集中的リハビリテーション目的で入院することとなった（図1）．本人の1番の希望は「歩いてハワイに行きたい」「娘とよく訪れていたハワイで，ショッピングや食事を楽しめるくらいに歩けるようになりたい」というものであった．

2 実臨床での障害像（表1）

1）運動機能

　麻痺側の上下肢は随意運動が全く不可能であり，BRSは上肢：Ⅰ，手指：Ⅰ，下肢：Ⅱの重度右片麻痺を呈していた．

2）筋緊張

　麻痺側上下肢は中枢側，末梢側にかかわらず他動運動に抵抗感はなく，弛緩状態であった．麻痺側肩関節には亜脱臼を認め，アームスリングでの固定が必要であった．

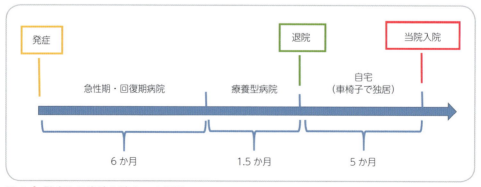

図1　発症から当院入院までの経過

表1 | 当院入院時の理学療法評価

運動麻痺（BRS）	上肢：Ⅰ，手指：Ⅰ，下肢：Ⅱ
感覚	深部感覚重度鈍麻
筋力（非麻痺側握力）	12 kg
高次脳機能障害	運動性失語症
FIM	81点（運動61点，認知20点）

3）感覚

　　深部感覚が重度鈍麻の状態であった．

4）関節可動域

　　麻痺側膝関節は他動では完全伸展が可能であるものの，伸展最終域で膝窩部に痛みを伴う抵抗感が生じ，ハムストリング短縮が疑われた．膝伸展位での足背屈は他動で0°であった．肩関節の屈曲，外転，外旋にもそれぞれ有痛性の可動域制限を認めた．

5）言語

　　運動性失語症を認めた．喚語困難が頻繁に生じ，表出は単語〜単文レベルであった．そのため，聞き手が表出されない単語を推測し，Gさんに聞き返すなどして確認しながら会話する必要があった．理解は，聴理解，読解ともにやや複雑な内容でも良好であった．また，計算能力はよく保たれていた．

6）非麻痺側機能

　　握力は12 kg，下肢筋力は概ねMMT 3レベルであった．車椅子生活が続いていることから，下肢優位の廃用性筋力低下が生じていると考えられた．しかし，運動器疾患の既往もなく，筋力が回復すれば麻痺側を補償できる運動機能であることが期待された．
　　居室周辺程度は車椅子の自操が可能であり，つかまるものがあれば移乗もできたが，いずれも極端に非麻痺側能力に依存する様子であった．また，非麻痺側上下肢の使い方は画一的で，機能の割にあまり余裕がない印象を受けた．
　　立位では股・膝関節を十分に伸展できず，麻痺側への荷重が困難であった．下垂足によるフットクリアランス低下もあり，裸足歩行は介助下でも転倒リスクが高く，短下肢装具（AFO）を装着しても，麻痺側振り出しの代償動作と膝折れを防ぐための麻痺側荷重の回避によって，左右非対称性が強く，効率の低い歩容であった．
　　制度上の制約もあり，当院の入院期間は3か月を目処としたうえで，Gさんの希望を尊重し歩行トレーニングに最重点を置いて介入することとした．

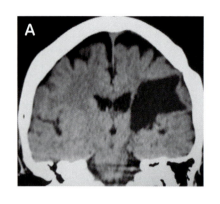
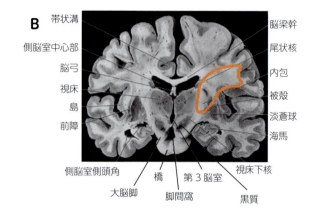

図2 ｜ Gさんの脳画像と病変部位
A：当院入院時の頭部CT画像（冠状断）．
B：Gさんのおおよその病変部位（実線で囲んだ部位）．
（Bの図：FitzgErald M. J. T.，他（著），井出千束，他（訳）：大脳基底核 カラー臨床神経解剖学 機能的アプローチ．pp.265-273，西村書店，2008 より一部改変）

画像の解釈と問題点の整理

　当院入院時，Gさんは発症から約1年2か月経過していた．そのため，CT画像において病変は血腫が吸収された後の低吸収域として確認できる．血腫辺縁部の陰影は明瞭で，脳浮腫も消失していることから，脳の器質的な障害はほぼ固定した状態であると考えられる．

　当院入院時のCT画像（**図2**）では血腫が視床外側から被殻，さらに外上方に進展したとみられる広範な病変が確認された．被殻は大脳基底核に含まれるが，大脳基底核に関連する線維連絡においては，①運動ループ（motor loop）：四肢および体幹の骨格筋の学習された運動を制御する，②眼球運動ループ（oculomotor loop）：サッケード（衝動性眼球運動）を制御する，③認知ループ（cognitive loop）：運動の計画や動作の組み立てを行う，④辺縁系ループ（limbic loop）：運動の情動面や行動の動機づけに関与する，という4つのループ回路が形成されている（大脳基底核の章の**図3-4**参照，p.26）．Gさんの病変部位からは，運動ループに問題が生じていることが推察された．

　運動ループにおいて，被殻はすでに習得した運動プログラムを蓄える役割を果たしている．そのプログラムをもとに，いくつかの運動の順序を決定し，信号として補足運動野に伝えている．運動の計画には認知ループが働くが，これは比較的手順が複雑な場合であり，その運動が自動的にこなせる段階に至れば認知ループに代わって運動ループが積極的に働く[1]．したがって，Gさんにとっての歩行のように，すでに獲得し十分定着していた運動の組み立てには，運動ループの関与が大きいと考えられる．歩行にかかわる機能では，運動指令の発現，運動開始のタイミング生成，運動開始に先行した準備などに問題が生じている可能性が考えられた．

　低吸収域は内包後脚にも至っており，皮質脊髄路および知覚路の障害による運動麻痺

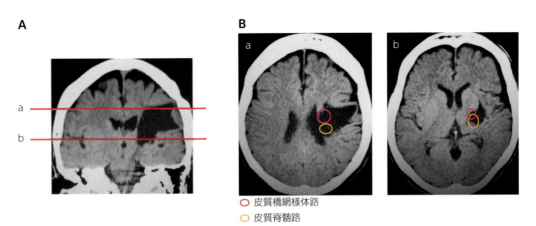

図3 | 当院入院時の頭部CT画像
冠状断(A)と水平断(B)における皮質橋網様体路および皮質脊髄路の走行.

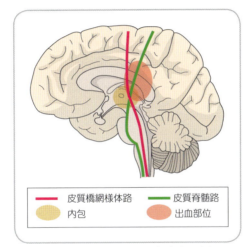

図4 | 皮質網様体路,皮質脊髄路の走行とGさんの出血部位の模式図

や感覚障害の軽快は見込みにくいと判断された.また,内包周囲で皮質脊髄路と近接して走行する皮質網様体路にも影響が及んでいるものと推測された(図3, 4).

網様体は大脳皮質,脳幹の諸神経核,脊髄視床路などからの入力を受け,網様体脊髄路を介して脊髄へと出力する.その機能は意識の維持および覚醒と睡眠の調節,痛みの知覚の調節,呼吸・心血管の中枢など多岐にわたるが,加えて皮質脊髄路の運動調節を修飾する役割も果たしている.網様体脊髄路は起始核の違いによって異なる脊髄投射を示す.橋網様核,尾側網様核に由来する網様体脊髄路は同側の脊髄前索を下行し,前角内側の四肢近位筋および体幹筋の運動ニューロン層に投射する.延髄の巨大細胞性網様核に由来する網様体脊髄路は,同側前索を下行する軸索群と延髄レベルで交叉する軸索群からなる両側性投射を示す.これは前額外側の四肢遠位筋の運動ニューロン層に達する[3].

橋網様体脊髄路は伸筋の，延髄網様体脊髄路は屈筋の収縮をそれぞれ促進する[4]とされている．したがって，Gさんは損傷半球と同側，つまり運動麻痺がない左側に関して，体幹および四肢近位の伸筋の働きで自動的・予測的に姿勢を制御するシステムが障害されている可能性が示唆された．

以上から，歩行再建に際して脳の障害から予測される問題点としては，①重度の運動麻痺，②運動麻痺にマスクされている可能性がある運動準備の問題，③非麻痺側の予測的姿勢制御能の低下があげられた．

プロブレム・リスト

①運動ループの損傷
　→運動指令の発現，運動開始のタイミング生成，運動開始に先行した準備などに問題
②内包後脚の損傷 → 皮質脊髄路および知覚路の障害（運動麻痺，感覚障害）
③皮質網様体路の損傷？
　→非麻痺側の予測的姿勢制御能の低下？

臨床像と画像の読み合わせ

1 歩行の神経機構の理解と活用

加減速や障害物の回避など外部環境への適応的調節が必要な場合の歩行は，補足運動野や運動前野など前頭葉領域による制御を要し，運動ループが重要な役割を果たす．一方，定常速度で歩行を続けると皮質の活動は低下し，脳幹，小脳，脊髄の中枢性運動パターン発生器（CPG）による制御が相対的に増大する[5]．つまり，歩行は運動パターンの生成を脳幹・脊髄など低位の階層が担い，運動の計画や調節を大脳皮質など高位の階層が担うという階層性制御のもとに成立している．

Gさんの場合，随意運動の回復は見込みにくく，さらに運動ループの障害も予想されるため，計画や調節を必要とする歩行は難易度が高い．しかし，歩行運動の実行系である脳幹や脊髄に問題はなく，定常的な歩行運動の生成は可能なはずである．よって，歩行トレーニングにおいては，定速でリズミカルに行う自動的な歩行運動の導入が適当と考えた．

2 麻痺側を補償するための非麻痺側機能の賦活

重度の運動麻痺によって歩行運動の自律性や左右対称性が損なわれた状態で歩行を遂行するには，非麻痺側によってある程度麻痺側の動作を代償し，左右両側の協調を図る必要がある．

そこで，非麻痺側での代償を阻害している予測的姿勢制御能の低下の改善が必要と考えた．皮質橋網様体路，同側性支配である橋網様体脊髄路を賦活し，麻痺側運動時に拠

り所にできる非麻痺側の姿勢制御能力獲得を目標とした．またそのため，機能が保たれている非麻痺側の随意運動，あるいは視覚情報の処理などを手がかりにするよう介入計画を立案した．

実際のリハビリテーションとその結果

　既述の画像と臨床症状の評価を経て，以下の5つの要素を主軸に運動療法を構成し，実行した．
①麻痺側に加え，非麻痺側下肢や体幹も含めた直立姿勢を確実にする
②麻痺側下肢に十分な荷重刺激を入力する
③歩行運動に関与する関節，特に股関節の運動による筋紡錘からの入力を促す
④非麻痺側の上下肢近位・体幹を中心とした，より多様な姿勢制御の戦略を求める
⑤廃用性の関節可動域制限および筋力低下を回復させる

1 入院～1か月

1) 短縮筋の伸張

　麻痺側膝伸展および足背屈制限に対して，膝屈筋や底屈筋の徒手や立位荷重による伸張を試みた．いずれも1週間程度で他動運動時の抵抗感や疼痛がほぼ解消した．

2) 起立・着座の反復運動

　麻痺側，非麻痺側ともに運動準備と運動開始のタイミング生成を促すと同時に，下肢筋力増強効果を得る目的で実施した．非麻痺側への依存が過度にならないよう，上肢の支持はなくし，PTが麻痺側下肢への荷重を促しながら行った．

　当初は高度であった左右非対称性が徐々に軽減したものの，麻痺側の筋収縮のタイミングの遅れは残存し，退院が近い時期にも離殿に失敗する場面が観察された．

3) 長下肢装具（KAFO）装着下での介助歩行

　KAFOにより麻痺側下肢の支持性を補い，PTが後方から密着して介助する方法でのトレーニングから開始した．麻痺側下肢への荷重促進と，歩行に加えての課題の重複（dual task）の回避のため，入院から3週間程度は杖などの歩行補助具の使用を控えた．

　また，股関節の運動とそれに伴う感覚情報はCPGの活動に大きく影響する[7]ため，股関節の屈曲-伸展を強調した2動作前型歩行を誘導する形態で練習を継続した．開始時は麻痺側振り出しに介助が必要であったが，2週目から部分的に振り出しが可能となった．

4) 非麻痺側上下肢近位の制御を促す随意運動課題

　麻痺側にはKAFOを装着し，さらに徒手的介助，壁面などの物理的支持を利用して，まずはできる限り左右均等に荷重をしながら直立姿勢の保持を試みた．10日ほどでそれ

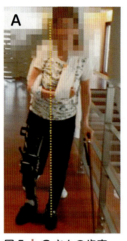
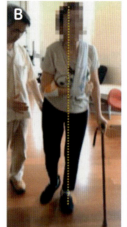

図5 | Gさんの歩容
A：当院入院18日目の歩容．
B：24日目の歩容．

が可能となった後に，KAFO以外の補助を減じ，次に鏡による視覚情報をガイドにしながら，非麻痺側の体幹・骨盤帯を中心とした随意運動を開始した．

図5Aは当院入院18日目に，評価のためKAFOとT字杖を使用して歩行した場面である．この時点では，非麻痺側の立脚期に体幹を杖に向かって大きく傾斜させ，杖へ寄りかかるようにして姿勢を保っている．そのため，頭部や肩が足部より大きく外側に位置している．

図5Bはその6日後　当院入院24日目の歩行場面である．このときには，杖に身体を預けるのではなく，非麻痺側の下肢で荷重を受けて姿勢を保持できており，非麻痺側による姿勢制御能が向上していることがうかがわれた．

5）階段昇降

麻痺側荷重と非麻痺側骨盤帯の適切なタイミングでの固定を強調するため，階段昇降の練習も開始した．当初，麻痺側は支持時に股・膝関節が屈曲して沈み込み，挙上は不十分で介助を要した．また，その麻痺側下肢挙上の努力によって非麻痺側が姿勢を崩す場面も見受けられた．

1週間程度の継続で，これらの問題は徐々に解消され，非麻痺側で引き上げるように麻痺側下肢を昇段させることができるようになっていった．

2　入院後1か月経過時

入院後1か月の理学療法評価を**表2**に示す．上肢の筋緊張が向上し，BRSは上肢：Ⅱ，手指：Ⅰ，下肢：Ⅱとなったが，上下肢とも随意運動は困難であった．FIMは浴槽移乗，階段昇降の改善が大きく，92点となった．静止立位では，AFO装着下でも両側にほぼ均等に荷重し，かつ股・膝関節を伸展して支持が可能となった（**図6**）．

歩行中は，麻痺側の振り出しが十分に可能となっており，股関節周囲の固定性を評価

表2 | 当院入院1か月時点の理学療法評価

運動麻痺(BRS)	上肢：Ⅱ, 手指：Ⅰ, 下肢：Ⅱ
感覚	深部感覚重度鈍麻
筋力(非麻痺側握力)	12 kg
高次脳機能障害	運動性失語症
FIM	92点(運動65点, 認知27点)

しながら段階的に装具のカットダウンを進めることとした．

1) KAFOからAFOへのカットダウン

麻痺側立脚期に十分荷重しても膝折れや過度の股関節屈曲なく保持できること，立脚終期に股関節が伸展する前型歩行が維持できていることを確認し，KAFOをsemi-KAFO，さらにAFOへとカットダウンした．

当院入院から50日程度でAFO歩行も可能となった．しかし，遊脚終期の膝伸展が不十分で膝屈曲位のまま足底でスタンプを押すように接地する歩容であったため，その修正のため理学療法以外の時間での歩行については先送りした．

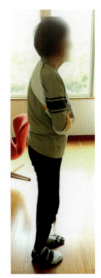

図6 | 当院入院31日目の立位姿勢
股・膝関節をほぼ中間位で保持できる．

2) 外部環境への適応を要する歩行への移行

カットダウンと並行して，自動的な側面を主体にしていた歩行の形態を少しずつ変更した．まず杖の使用を開始し，その後方向転換を多く含む室内や，路面の傾斜・不整がある屋外などへと練習場所を変更した．また，座った状態から立ち上がり，歩行を開始するというように，一連の流れを持たせた練習とし，歩行の計画や開始についても徐々に自力で行うことを求めた．

3 入院後2か月半経過時

当院入院から約2か月半時点での理学療法評価を表3に示す．BRSは不変であったが，座位での麻痺側股関節屈曲がわずかに可能となった．屋内はAFOとT字杖を使用して歩行で移動することが可能となり，FIMは98点へ改善した．歩行中，麻痺側膝関節が軽度屈曲位を維持し踵からの接地が阻害されるため，semi-KAFOを装着し膝伸展位で踵接地を促すトレーニングも織り交ぜて行っていた(図7)．

立脚終期の股関節伸展角度を増すように介入した結果，股関節屈曲による下肢振子運動の速度が向上し，遊脚終期でより膝が伸展し踵から接地しやすくなった(図8)．その

表3 ｜ 当院入院約2か月半時点の理学療法評価

運動麻痺（BRS）	上肢：Ⅱ，手指：Ⅰ，下肢：Ⅱ 股関節屈曲一部可
感覚	深部感覚重度鈍麻
筋力（非麻痺側握力）	12 kg
高次脳機能障害	運動性失語症
FIM	98点（運動71点，認知27点）

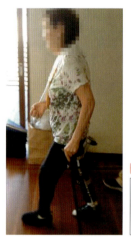

図7 ｜ 当院入院68日目の歩容
AFOとT字杖にて見守り下で歩行が可能となっていたが，膝伸展位で踵からの接地を促すためsemi-KAFOを装着しての歩行も並行して行った．

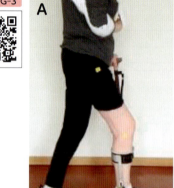
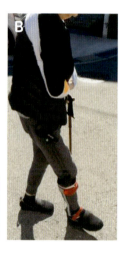

図8 ｜ 歩容の変化
A：遊脚終期に膝が十分伸展せず，踵から接地できない．
B：膝伸展角度が増し，踵からの接地が可能となった．

ため，この頃から居室内などの移動手段を歩行へと変更していった．

麻痺側は股関節屈曲以外の随意運動は認めず，膝伸展も不可能であったが，歩行中の表面筋電図では立脚期にほぼ定型的な大腿直筋の筋活動が観察されるようになった（図9）．

4 退院後

より実践的な歩行練習を積み，入院から82日で屋外も見守り下で歩行可能となりGさんは退院した．退院後には念願であったハワイ旅行にも出かけることができ，帰国後お土産のチョコレートを手に病院を訪ねて来られた．

Gさんの歩行再建においては，非麻痺側の予測的姿勢制御の改善，歩行中の麻痺側下肢筋活動出現の影響が大きい．期間を考慮すると，筋骨格系の廃用症候の回復がその主因となったとは考えにくい．KAFOを活用し，麻痺側下肢から荷重と，関節特に股関節の運動に伴う筋紡錘からの感覚情報を積極的に入力したことが，同側性支配である橋網様体脊髄路を介して非麻痺側の股関節を中心とした運動準備としての姿勢調節能を改善し，歩行の安定性向上に寄与したと考える．CPGは立脚期後半に股関節が伸展される際

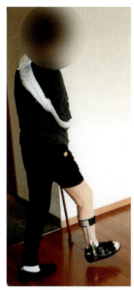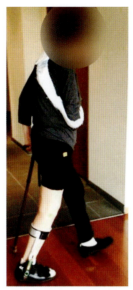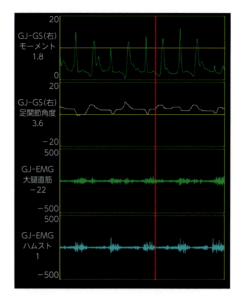

図9 | 当院入院80日目の歩容およびGait Judge System(パシフィックサプライ社製)による歩行計測結果
上から3段目の大腿直筋，4段目のハムストリング(半腱様筋)の筋電図に波形が出現している．

の筋紡錘からの求心性入力により，遊脚期への位相転換を担う股関節屈筋群の活動を喚起することが報告されており[6]，股関節伸展を強調した歩行トレーニングによるこれらの入力が下肢のパターン運動を惹起し，皮質脊髄路が障害されているにもかかわらず，股関節の随意的な屈曲が一部可能になったものと推測される．

　いわゆる回復期を過ぎてから限られた期間での歩行再建への挑戦であり，問題点を的確に把握し，効果的な介入を行う必要があった．障害部位を把握するばかりではなく，残存している機能やシステムを洗い出し，それらを発揮できる介入の方策を立てるために，Gさんの歩行再建には脳画像の活用が不可欠であったと考える．

引用・参考文献

1) FitzgGerald M. J. T, ほか(著), 井出千束, ほか(訳)：大脳基底核 カラー臨床神経解剖学 機能的アプローチ. pp.265-273, 西村書店, 2008
2) 増田知子：臨床実習サブノート 歩行のみかた・6 被殻出血および視床出血. PTジャーナル, 51：808-814, 2017
3) 松山清治, 佐々木健史：姿勢・歩行-something new?—伝導路を見る—脳幹歩行中枢と網様体脊髄路・赤核脊髄路. Clin Neurosci, 33：753-757, 2015
4) 後藤文夫, 天野隆弘：臨床のための神経機能解剖学. pp.68-71, 中外医学社, 2000
5) 宮井一郎：脳からみた歩行再建. Jpn J Rehabil Med, 53：54-59, 2016
6) 河島則天：姿勢・歩行-something new?—伝導路を見る—大脳皮質. Clin Neurosci 33：750-752, 2015
7) 河島則天：歩行運動における脊髄神経回路の役割. 国リハ研紀30：9-14, 2009

64歳女性　Hさん

介助に強い拒否感があります．
打開のカギは？

脳画像から「障害像」を考えてみよう

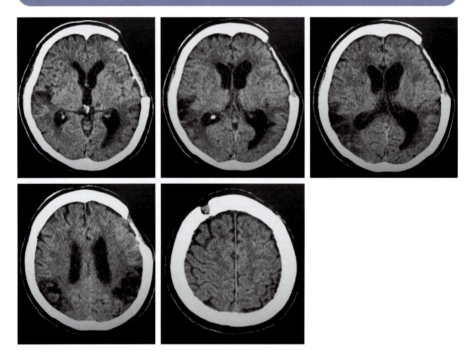

Hint
- 両側頭頂葉，側頭葉の梗塞である．
- 両側半側空間無視，全般性注意障害，失行，感覚性失語が認められる．
- 側頭葉は比較的残存している．

経過

1 患者とその背景

- 年齢性別：64歳女性
- 診断名：中大脳動脈破裂によるくも膜下出血
  脳血管攣縮後の脳梗塞

2 発症から当院入院まで

　突然意識障害が出現．熱中症が疑われ経過観察となっていたが改善傾向がなく，翌日頭部CTで中大脳動脈瘤破裂によるくも膜下出血と診断された．急性水頭症に対して脳室ドレナージ術，同日に動脈瘤に対する開頭クリッピング術，外減圧術が施行された．術後4日目で抜管し食事摂取なども行えていたが，徐々に意識レベルの低下を認め，脳血管攣縮の疑いで両側頭頂葉に遅発性の低吸収域を認めた．

　56病日に当院回復期リハ病院へ転院．97病日に前院で頭蓋骨形成術施行し，111病日に当院でリハを再開．約5か月間のリハ後，213病日に施設退院となった（図1）．

3 実臨床での障害像（入院時の状態）

　Hさんには意識障害はないものの，アイコンタクトや声かけに対して注意が向くことが少なく，反応が乏しかった．表情は暗く，うつむいて考え込んだり，首をかしげたりする様子や注意散漫で落ち着かない様子がたびたびみられた．また，突然笑い出す，泣き出す，無表情で黙り込むなど感情の起伏が激しかった．発話は声量が小さく，ジャー

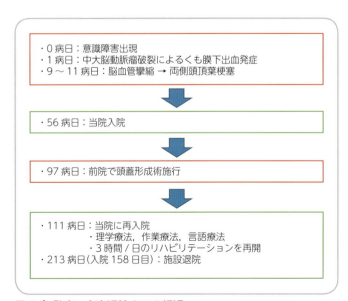

図1 ｜ 発症〜自宅退院までの経過

ゴン様であり，多弁で理解困難な内容が多かった．そのため，こちらの意図が伝わらず，意思疎通は図れない状態であり，理学療法評価も実施困難な状態であった（図2）．

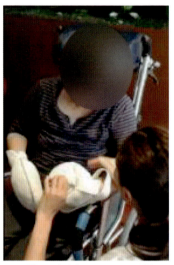

図2 ｜ 入院当初のHさんの様子

精査困難ではあったが，観察上四肢の明らかな運動麻痺，感覚障害は認めず，著明な可動域制限もなかった．注意は左側に向きやすく，右側は触覚刺激や声かけの併用で自発的な頸部の回旋や視線の動きはみられるが，焦点が合うことは少なかった．

状況理解は一部可能であり，基本動作は動作を開始すれば協力動作がみられることもあった．しかし，口頭指示に対する反応がないうえに，強制的な介助には強い抵抗を示した．協力動作が得られたとしても立ち上がりは困難であり，歩行時は特に右側へのふらつきがあるため介助を要した．また，注意の転換が難しく，1つのものに執着すると納得するか，強制的に切り替えなければ転換することができなかった．クローゼットや車椅子下方に執着し，探索し続けたかと思えば，急に立ち上がったり，その場に座り込んだり，服を脱ごうとするなどの突発的な行動が多く，行動の抑制が困難であった．そのため，移乗や歩行などは2人以上の介助を要し，日常生活は常に見守りが必要であった．FIMは18/126点（運動13点，認知5点）と全介助であった．

またベッド上での体動は激しく，転倒リスクが高かったため，ベッドはマットレスのみとし，頭部をぶつけないように終日ヘッドギアを装着させ，居室の壁を浴室マットで保護する必要があった．

しかし家族や友人の認識は良好であり，目が合うと満面の笑顔になり正しく名前を呼んで嬉しそうに話しかける場面もみられた．また，トイレに入るとズボンを脱ごうとする様子も観察された．

画像の解釈と問題点の整理

CT画像上，両側下頭頂小葉，上側頭回，中側頭回，脳梁膝，島皮質後部で低吸収域が観察された（図3）．また，外減圧術が施行されており，直接的な脳損傷以外にも大脳全体の浮腫や水頭症による左前頭葉，上縦束の線維圧排が疑われた．なお，下側頭回は松果体レベルより下位のスライスでみえてくるが，異常所見は観察されなかった．

頭頂後頭側頭連合野が損傷すると半側空間無視を呈する．Hさんは同部位が両側性に損傷されたことにより，両側の半側空間無視を呈することが予想された．右半球は左空間に優位性があるものの左右両方の空間に注意を配分しているといわれ，一方の左半球は右空間への注意機能しかもたないといわれている[1]．このことから，両側障害では右

空間への注意が二重に障害されていることが考えられ，Hさんは右空間に対してより注意が向きにくい状態であることが推測された．その一方で，39野の障害の程度の差，つまり比較的右の損傷が少ないことにより左空間への注意が残存している可能性があり，これによって左方向に注意が向きやすいのではないかとも解釈できた．

　また，下頭頂小葉は注意の転換にかかわり，損傷すると急な刺激に対して注意を向けることが難しくなる．さらに左右の上側頭回の損傷により，言語理解（左），環境音の認知（右）[2]が困難になる．つまり，空間への注意や状況理解は，視覚だけでなく聴覚からも困難であると考えられた．

　下頭頂小葉〜中側頭回には背側視覚経路（腹側部）が存在しており，損傷を受けると対象の空間的位置情報（位置，方向，距離）や運動・動作のイメージに関する情報処理が難しくなる[3〜6]．低吸収域が中側頭回後部に及ぶことから19野を含む37野の損傷によって両眼視差や動きの情報処理[2,3]が難しくなり，動いているものに対する知覚や遠近感の把握，物体の奥行きなどを把握する立体視が難しくなる．たとえば，遠近感が図れず，階段を昇ることはできても，降りることはできないという現象がHさんにもみられた．

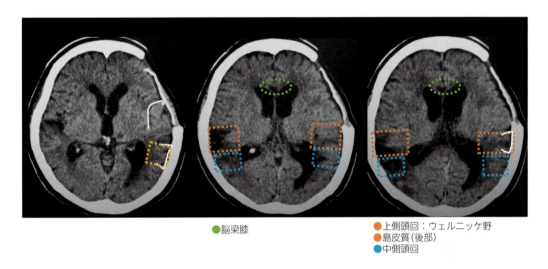

● 脳梁膝　　　● 上側頭回：ウェルニッケ野
　　　　　　　● 島皮質（後部）
　　　　　　　● 中側頭回

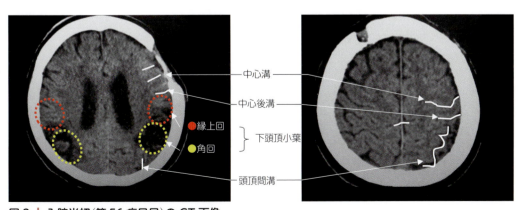

図3 ｜ 入院当初（第56病日目）のCT画像
両側の下頭頂小葉，上側頭回，中側頭回，脳梁膝，島にLDAが観察された．

また，下頭頂小葉の損傷により，物体の概念の把握ができず，失行を呈することが考えられた．

　頭頂葉で統合処理された感覚情報は，上縦束を介して前頭連合野や運動関連領野に送られ，感覚情報にもとづいた行動や運動を実行する[3~6]．また，その情報は注意の転換を行う背外側前頭前野にも伝えられ，認知，情動，遂行機能に影響を与える．

　中側頭回～下側頭回に存在する腹側視覚経路は対象の形態情報(色，形)が処理される．損傷を受けると対象の同定や形態情報の処理をする物体視の障害を呈し，見たものが何かを把握できなくなる[3~6]．側頭葉では形態情報が処理・認知され，下縦束を介して側頭葉前部にある扁桃体，海馬，辺縁系連合野に送られた後，「好き・嫌い」「快・不快」の処理がなされ，鉤状束を介して前頭連合野に送られ行動の意思決定がされる[6]．

　Hさんの場合，背側視覚経路，腹側視覚経路の双方が，しかも両側性に障害されていることで，頭頂葉で処理された感覚情報が前頭連合野や運動関連領野に対して十分連絡されていないことが考えられた．その結果，感覚情報にもとづいた行動や運動の実行が困難となり，情報の受け手である前頭連合野はさらに混乱することとなる．そのため衝動に対する抑制や認知・行動の転換，あるいは行動を維持・中断することが困難になるなど，遂行機能障害に問題を生じ，環境への適応がさらに難しい状況になると考えられた．加えて，脳梁膝が損傷されていることから左右の前頭連合野の連絡が難しく，遂行機能障害を助長している可能性があった．

　つまり，Hさんは視覚性にも聴覚性にも周囲に注意が向きにくい状況であり，仮に注意が向いたとしても，「それが何か」「何を意味するものか」，また「物体との距離感」がわからないため，それに対して行動をおこすことが難しく，大脳全体が混乱している状態であることが推測された．

　また，島皮質後部(おおよそ脳梁体部レベルの外側溝の最後部がみえるスライスで観察できる)はバランス機能[2,6,7]にかかわっており，バランス機能は，前庭系，視覚，体性感覚で統合・処理される[6]．入院当初みられたバランス障害は島後部の損傷による前庭系の障害と，頭頂葉の視空間認知の障害によって頭頂連合野での情報統合がうまくなされないため姿勢制御が困難になったと解釈した．

　なお，左角回の損傷ではゲルストマン症候群が有名だが，ゲルストマン症候群があるかどうかの精査は困難であった．しかし，CT画像上の解釈として，書字やジェスチャーはコミュニケーション手段としてあまり意味をなさないかもしれないと推測でき，実際にそれらのコミュニケーション手段ではうまく意思疎通が図れなかった．

> **プロブレム・リスト**
>
> ①頭頂後頭側頭連合野の両側性損傷 → 両側の半側空間無視(特に右空間に対して注意が向きにくいか?)
> ②下頭頂小葉の障害 → 注意の転換が困難
>   → 物体の概念が把握できない → 失行
>   → ゲルストマン症候群も?
> ③左右の上側頭回損傷 → 言語理解(左),環境音の認知(右)が困難
> ④背側視覚経路の損傷 → 空間的位置情報や運動・動作イメージの情報処理が困難
> ⑤腹側視覚経路の一部損傷 → 対象の形態情報(色,形)の処理が困難
>   → 道具の意味の理解が困難
> ⑥19野を含む37野(中側頭回後部)の損傷 → 立体視,運動視,両眼視差が困難
> ⑦腹側視覚経路・背側視覚経路の両側性損傷
>   → 頭頂葉で処理された感覚情報が前頭連合野や運動関連領野に連絡されない
>   → 感覚情報にもとづいた行動や運動の実行が困難
>   → 遂行機能障害
> ⑧島皮質後部の損傷(バランス障害)+頭頂葉の視空間認知の障害 → 姿勢制御困難

臨床像と画像の読み合わせ

1 「見たものが何か」を認識する能力の残存

Hさんは家族や友人の認識は良好であり,CT画像上では両側とも下側頭回〔視覚対象の特徴(色・形)の認知,顔の認知〕,後頭側頭回(物品呼称や顔,道具,建物などの弁別),海馬傍回(街並み,室内環境の認知)は残存しており,人物を含め,見たものが何かを認識する能力は比較的保たれていることが考えられた.

2 強制的な介助への強い抵抗,その理由は?

一方で,Hさんは入院当初より不穏,特に強制的な介助に対しては拒否的であり,時折スタッフへの粗暴行為がみられ,興奮して大声を出すこともあった.特に口腔ケア時や興奮時に正面から制止しようと近づくと逃避反応を示したり,粗暴行為につながることが多くみられた.

背側視覚経路(腹側部)が障害されると視野全体で対象の動きを認識することが難しく,対象との距離感がつかみにくくなる.興奮状態ではさらに注意を向けることが難しくなるため,Hさんにとっては急に人が自分に迫ってきている感じがあったかもしれない.前頭葉症状や両側性の半側空間無視で周囲に注意が向きにくい状況であることに加え,ウェルニッケ野の障害によって人の言っていることや環境音も十分に理解できない状況下で,知らない人が急に近づいてきて自分に触れようとすれば,恐怖に近い感覚を生じたとしても不思議はない.特に男性スタッフに対して興奮したり粗暴行為をすることが多く,実際に後方から近づいたり,家族に依頼すると比較的誘導がスムーズに行える傾向がみられた.

また,入院当初は物の認知や道具の使用が困難であり,ボールを渡しても口元に持っ

ていったり，コップを渡しても携帯電話のように話しかけたりする様子がみられていた．さらに，食事を認識できずに自己でも介助でも食事摂取については拒否的であり，経鼻経管栄養で栄養を確保していた．物の認識の困難さからも状況把握が難しく，介助への強い拒否を助長していたと考えられた．

❸ 体性感覚をとおしたアプローチの可能性

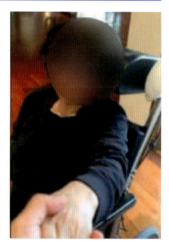

図4 | 握手をする様子

Hさんの上頭頂小葉は損傷しておらず，ボディーイメージは残存しており，注意が向けば能動的に対象に身体を合わせていくこと，つまり椅子に対して正しく座る，見たものに手を伸ばすといった動作はできる可能性があった．また，中心前回や中心後回にも問題はなく，運動機能や体性感覚は直接的な損傷は認められない．そのため，体性感覚によって動作の誘導，状況理解を促すことや姿勢の安定性の代償が可能と考えられた．

バランス機能は前庭系，視覚情報，体性感覚情報によって処理されているが，主には視覚情報と体性感覚が重要となる．Hさんの場合，視覚情報や前庭系の統合・処理は難しく，正確に認知できる体性感覚情報は姿勢の安定性を補ううえでの拠り所になりうると考えられた．また頭頂葉では，前方は体性感覚に依存し，後方ほど視覚に依存した情報の処理が行われる[2]．縁上回が比較的残存していることも，体性感覚を手がかりに対象を把握するための一助になりうると考えられた．

実際に，Hさんには能動的に手で触れて探索しようとする様子がよく観察された．何度も手を伸ばし，靴に触れれば履くことができた．ドアはノブに直接リーチすることは困難であったが，ノブに手が当たると開けることができた．つまり，目で見ても手を出しても，それが何であり，どこにあるのかを把握することは困難であるが，対象に接触すると体性感覚でドアノブと認識し，その距離を推し量ることができたのではないかと思われる．同様に手を差し出して握手を求めても反応はないが，手に触れると笑顔で応じて会釈する様子もみられた(図4)．さらに，状況理解があると協力動作が得られたり，自分から注意が向いた人に対しては親しげに話しかける様子が観察された．

❹ 残存機能を踏まえた治療戦略の方向性

以上のことから，Hさんへのかかわり方として，好きな音楽や優しい声かけ，笑顔など楽しい雰囲気に対して反応がよいことが多く，残存している下側頭回，後頭側頭回を利用し，スタッフはできる限り穏やかな表情で接し，家族を巻き込みながら，動機づけに絡めて学習を促すよう心がけていった．また，Hさん自身が好きなにおいや家族，人とのふれあいをとおして快刺激を増やし，穏やかに過ごしてもらうことも重要であると考えた．

能動的な探索は阻害せず，体性感覚によって動作の誘導や状況理解を促すことで不安を取り除きながら介入し，環境への適応を促すため日常生活でのかかわり方を病棟内で統一して繰り返し行うように努めた．また，本人の表情や言動から意図を推測し，欲求のサインを見逃さないように成功例を積み上げ学習を図っていった．

実際のリハビリテーションとその結果

入院当初は環境に慣れてもらうように生活リズムを構築するとともに病棟内で介助方法の統一や環境調整を行った．また，興奮-鎮静のパターンを把握し，不安を除去しながら集団のなかで穏やかに生活できることを目標として理学療法を開始した．

1 起立・移乗

起立や移乗は動作を開始すればセラピストの肩に手を回すなどの協力動作が得られることもあったが，介助に対して両上下肢を突っ張り抵抗することも多かった（図5A）．この状況は，高座位にしようが，床からの立ち上がりにしようが変わりなかった．一方で，後側方からの声かけと体幹前傾によって誘導可能なことが多く，着座の時は足に車椅子を接触させると目視して着座できることもあった（図5B）が，入院当初は欲求と一致しなければ動作に結びつけることが困難であった．そこで，最も成功率の高い方法を病棟内に伝達し，統一した方法で行うことにより動作の学習を促すこととした．

2 歩行

歩行時は拒否的であるだけでなく，注意散漫であり，易疲労性，不安定性も認められたため，介助が必要であった．しかし，介助を行っても多くの場合，手を振り払って座りこもうとするか，静止して動こうとしない状況がみられた（図6A）．基本的には後方介助と前方からの手引きの2人介助でスムーズに誘導可能な傾向にあった（図6B）．短距離であれば両手引きで可能な場面もあったが，後方介助や側方介助だけでは抵抗や不安定さがみられた．これは前方から手を引くことで，体性感覚から状況理解を促し，方向を誘導することができたためと考えられる．意思疎通が困難で課題の提供は難しかったため，移動はできる限り歩行で行い，状況理解の促進と耐久性やバランスの改善を図った．

入院2週目には，歩行開始時に手を引いて誘導し，歩き始めてから側方へ移動して介助を行うと比較的拒否が少なく安全に歩けるようになった（図7）．2か月を過ぎるころには片手引きからの見守りで歩行が可能な場面も増え，手を少し引くことで動作開始可能なことも増えた．そして，疲労や不穏でない限り，拒否は少なくなっていった．また，主担当が迎えに行くと立ち上がって歩き始めたり，歩きながら周囲にいる顔見知りのスタッフに話しかけたり，障害物を避けながら歩くこともできるようになっていった．

最終的には見守りで歩行可能となった．

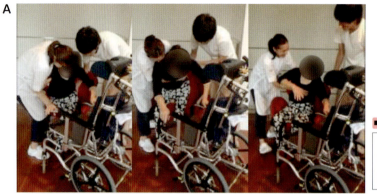

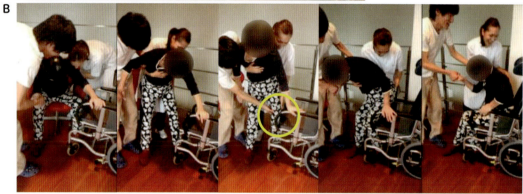

図5 | 入院当初の移乗の様子
A：車椅子の手すりを把持させ，強制的に起立させるがすぐに着座してセラピストの手を振り払う．
B：同一方法で起立後，足に車椅子を触れさせると目視し着座する．

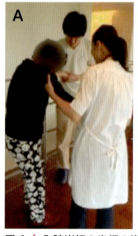
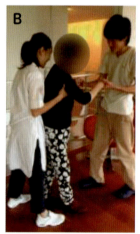

図6 | 入院当初の歩行の様子
A：両側方から介助するとうつむき，抵抗
B：前方から両手引き介助で歩行開始

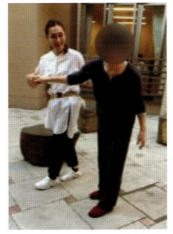

図7 ｜ 入院1か月頃の歩行

❸ キャッチボール

　指示理解が困難であり，右からの刺激に対する反応はほぼないことから，能動的に注意を向けることができるよう，注意が向きやすい左側から開始した．

　入院当初，Hさんはボールを手に取っても認知できず，口元に持っていったり，顔に当てたりしていた．キャッチボールをする際は，空中のボールには注意が向かず，身体に当たって初めて手を構えるといった状況であった．また，左からの進入には反応があるものの，正中や右側に移動するに従って反応が乏しくなった．そこで体性感覚を利用し，ボールを受け渡す動作を反復した．注意が向けやすい左から開始し，徐々に正中，右側に方向を変えたり，注意を保つことができる方向で距離を変えるなど，持続的に注意を向けられるよう促し，空間と自己，物体と自己との距離感や方向の認知を促していった．

　1か月後には徐々にボールに触れてもらい状況がわかると，距離をとってもキャッチ＆リリースができるようになってきた．しかし，取り損なって身体に当たって慌ててボールを取ろうとする様子も多々みられた．また，キャッチボールが連続でできていても，セラピストが右方向へ移動するとボールへの注意が途切れ，終了してしまうことも多くみられた(図8)．

　入院3〜4か月目頃には，立位でも離れてキャッチボールをしたり，風船バレーを行うこともできてきた(図9)．また，4〜5か月頃には取り損なったボールを取りに行ったり，通りかかった顔見知りのスタッフにボールをぶつけてみたり，ふらつきの改善と周囲への注意に改善がみられた．

❹ 退院時の様子

　入院3〜4か月頃になると，Hさんは人物の識別やその役割が理解できるようになり，よくかかわるスタッフとそうでないスタッフによって態度や言動を変えるようになっ

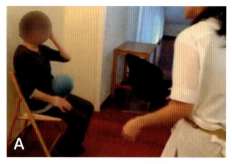
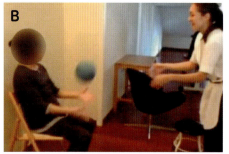

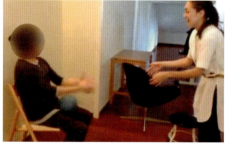

図8｜入院1か月後のキャッチボールの様子
A：セラピストがHさんの右側に移動すると，ボールに注意が向かず構えない．身体にボールが当たって気がつく．
B：セラピストの位置が正面であれば，ボールに注意が向き構えるが，取り損なうことが多い．

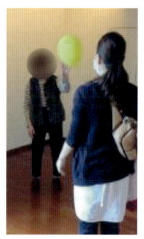
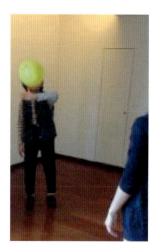
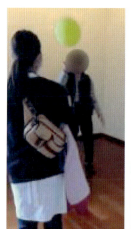

図9｜入院3か月半後の風船バレーの様子
風船を目視し，風船の前後左右の方向に対して，正しく動作に結びつけることできる．

た．担当セラピストの顔を見ると遠くからでも大声で「先生ー！」と言いながら笑顔で手を振る様子や立ち上がって歩く準備をする様子がみられることも増えた．

日常生活動作（ADL）は，食事→口腔ケア→排泄→手洗い→更衣など生活のなかでの一連の動作を繰り返し行うことで，徐々に見守りだけで円滑に行える場面が増えていった．排泄は欲求サインを見逃さず誘導すると成功することが増え，手洗いは手を水につけ動作を誘導すると手洗いが実施できることも増えた．食事は道具がうまく使えなかっ

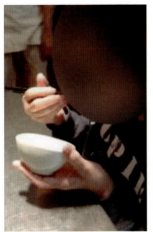

図10 | 食事の様子

たが，箸や茶わんを持たせて誘導すると自己で継続することができる(図10)など，初動の誘導を行うと状況理解がしやすく，その後の動作がスムーズに行えることも増えてきた．口腔ケアは食事直後に歯ブラシを見せると正面からでも拒否なく可能なことも増えてきており，特によくかかわるスタッフではよりスムーズに行える傾向にあった．退院時にはFIMは47/126点(運動39点，認知8点)となった．

しかし言語理解は十分でなく，脱衣行為や徘徊は続き，無理に止めると暴力につながることもあったため，退院時まで表情や言動から意図を読み取って対応する必要があった．

環境に慣れることには時間がかかるが，生活のなかで繰り返し行ったことで成功率が上がっており，学習を図るうえで重要であったと考える．Hさんはもともと大勢の人とのかかわりを好まれる方であったため，集団のなかで楽しく，穏やかに過ごせるように退院先の施設に対して病棟で行っていた対応方法を申し送り，入院5か月で施設退院となった．

引用・参考文献

1) Mesulam M-M：Attentional networks, confusional states and neglect syndromes. In：Mesulam M-M, ed：Prinsiples of behavioral and cognitive neurology, 2nd ed. Oxford University Press, pp.174-256, 2000
2) Turlough F, et al, 井出千束(監訳)：臨床神経解剖学，原著第6版．医歯薬出版，2013
3) 小林靖，ほか：【特集】頭頂連合野の機能と障害．Clinical Neuroscience 27(4)：376-454, 2009
4) 阿部浩明：高次機能障害に対する理学療法．文光堂，2016
5) 平山和美：高次脳機能障害の理解と診察．中外医学社，2017
6) 吉尾雅春：脳卒中患者の脳のシステム障害の理解とアプローチ．理学療法京都 46：75-81, 2017
7) 原寛美，吉尾雅春：脳卒中理学療法の理論と技術，第2版．メジカルビュー，2016

62歳女性 Iさん
重度右片麻痺患者．発症後11か月が経過しています

脳画像から「障害像」を考えてみよう

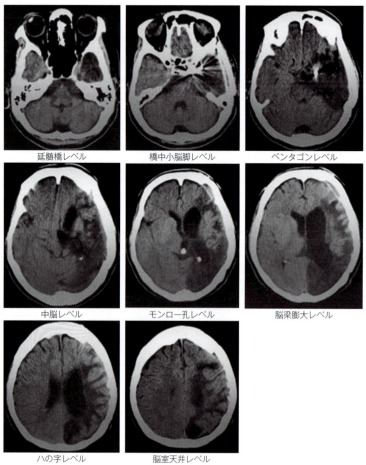

入院時のCT画像（発症後11か月）

Hint
- 基底核，視床といった神経核は比較的残存している．
- 運動・感覚皮質や皮質下の放線冠・視床放線は損傷を受けている．
- 発症後11か月が経過している状況で，どのようなアプローチが考えられるか？

経過

1 発症から当院入院までの経過

　62歳女性．2009年に左内頸動脈と後交通動脈分岐部の動脈瘤破裂によりくも膜下出血を発症し，翌日脳動脈瘤クリッピング術の施行後に広範囲の血管閉塞を認める．その後，切迫脳ヘルニアによる外減圧術を施行．2か月後に頭蓋形成術，3か月後に水頭症によるL-Pシャント術を施行し，4か月後に他院回復期リハ病院へ転院となった．

　回復期では感情失禁と治療拒否が強かったため，座位・立位練習が主体となり，歩行練習もほとんど行われないまま5か月が経過．その後自宅退院困難な状況から介護老人保健施設へ入所した．そして発症から11か月後，Iさんの自宅退院希望と，家族のコミュニケーション方法の確立，トイレ動作自立，歩行能力獲得の希望があり，当院入院となった．

2 実際の臨床における障害像

　身体機能はBRSが上肢Ⅱ，手指Ⅱ，下肢Ⅱ．表在・深部感覚がともに重度感覚障害を呈していた．また関節可動域制限までは至らないものの，股関節外転，下肢伸展挙上（SLR），足関節背屈の他動運動ではMAS：2の筋緊張亢進がみられた．そして，視診・動作観察から左動眼神経麻痺と右同名半盲が予測された．入院時はFIM：56点（運動38点，認知18点）．基本動作は端座位のみ見守り，起立・立位保持は非麻痺側優位の動作が定着しており，麻痺側下肢伸展パターン（股関節伸展内転・内旋，膝関節伸展，足部内反尖足）が出現，麻痺側下肢に荷重を行うと膝折れが生じ，重度介助レベルだった．そのためトイレの際は移乗・下衣着脱ともに全介助を要し，歩行は不可，介助での車椅子移動が主体であった．

　高次脳機能は重度失語症を呈し，聴覚理解が単語レベルで2割程度，口頭表出は錯語，ジャーゴン，保続が頻回で有意味語はほとんど得られなかった．MMSE：1/30点，それ以外のコース立方体組み合わせ検査やWAIS-R，TMTなどの神経心理学的検査の実施は困難であった．そのほかにも日常生活活動（ADL）での手順の誤りや，構成障害，ゲルストマン症候群，観念運動失行がみられた．そして理学療法時にも分配性・選択性注意障害や感情失禁などの情動障害が見受けられた．

画像の解釈と問題点の整理

　以下，Iさんの脳画像を断層レベルで考えていく．

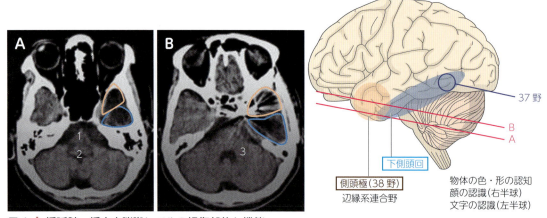

図1 | 橋延髄,橋中小脳脚レベルの損傷部位と機能
1:橋,2:延髄,3:中小脳脚.

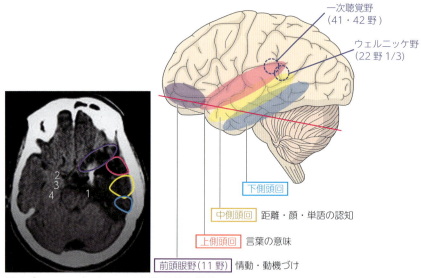

図2 | ペンタゴンレベルの損傷部位と機能
1:大脳脚,2:扁桃体,3:海馬,4:海馬傍回.

1)橋延髄・橋中小脳脚レベル(図1)

　このレベルでは側頭葉の下端である下側頭回(20野)および側頭極(38野)の損傷がみられる.下側頭回は腹側視覚経路の一部を担い,左半球では下側頭回後方(37野)で文字の認識を行い,20野へと情報を送る.そのため,失読症状が生じる可能性がある.

　側頭極は辺縁系連合野とされているが,そのほかの側頭回や前頭眼野とも関連するため,次のペンタゴンレベルで述べる.

2)ペンタゴンレベル(図2)

　扁桃体は情動発現に,海馬は視覚,聴覚,嗅覚などの感覚情報に関する記憶,海馬傍

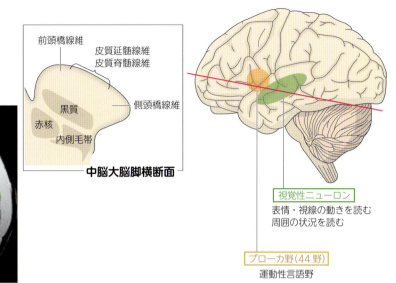

図3 ｜ 中脳レベルの損傷部位と機能
1：中脳大脳脚，2：下側頭回，3：小脳半球，4：外側溝，5：上側頭溝．

　回は地誌や周辺風景の記憶と顔認識にかかわっている．扁桃体と海馬・海馬傍回は密接に関係しており，さまざまな感覚情報入力と記憶情報と照合し，快・不快の判断を行う．

　上側頭回は後方に一次聴覚野(41, 42野)やウェルニッケ野(22野後方1/3)があり，聴覚情報の処理に関係する．また中・下側頭回は視覚入力を受けて物体の形，色，意味，文字の理解，人の相貌など情報として認知される．そして側頭葉からの情報は側頭極や扁桃体を経て前頭眼野(11野)へ向かう．

　側頭葉や頭頂葉，脳神経などのさまざまな感覚情報は扁桃体，海馬・海馬傍回で快・不快の判断がされ，前頭眼野での行動発現に関与する．つまり前頭眼野や側頭極の損傷により，感覚刺激・入力の方法によっては不快刺激となって易怒性が生じたり，行動の動機づけができずADLへの不参加やリハへの意欲低下などが生じる可能性がある．また，海馬の神経活動はワーキングメモリーとも関連しており，効率的な動作手順の学習にもかかわると考えられる．

3）中脳レベル（図3）

　発症時の画像情報がなく，あくまで予測にはなるが，出血とその後の水頭症の影響からか側脳室・中脳水道が拡大し，左脳実質がかなり右側へ偏位している．そのなかでも外側溝の前方に位置するブローカ野(44野)と，上側頭溝周囲の上・中側頭回，中脳大脳脚の損傷がみられる．

　上側頭溝周囲は他者の行為に反応する視覚性ニューロンが局在し，ミラーニューロンシステムに関連する腹側運動前野や下頭頂葉との解剖学的結合が認められている[1]．ミラーニューロンは行為や感情など他者の内部状態を共有・理解する神経基盤といわれ，自身との共通点や差異に気づき，社会的な行動や発達に寄与すると考えられている[1]．

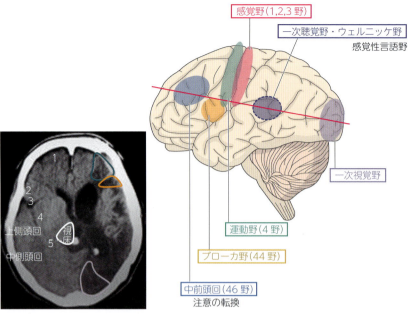

図4｜モンロー孔レベルの損傷部位と機能
1：前頭極（10野），2：運動野，3：感覚野，4：島，5：視放線．

また側頭葉の機能として，優位半球が言語に，劣位半球が環境の認知に特化していることを考慮すると，このミラーニューロンシステムにも左右差があることが推察される．そのため，聴覚刺激や言語を介して周囲の状況を読むことは難しいが，環境や人の表情，動きなどから状況を把握し行動を変容することは可能と考えられる．

図3の中脳大脳脚横断面にも示したとおり，大脳脚は前頭橋路，皮質脊髄路，皮質延髄路などの神経線維が通過している．前頭橋路は大脳皮質→橋核→小脳→視床→大脳皮質へループする[2]大脳小脳神経回路の一部を担う．1998年Schmahmannは小脳障害によって遂行機能障害，視空間認知の障害，言語の障害，感情の変動など4症状が出現する[3-5]とし，小脳性認知情動症候群（CCAS）を提唱した．実際に，小脳病変により感情・行動面の障害や遂行機能障害を含む認知機能障害を呈するという症例報告もあり[2,6-8]，近年では認知・情動面に関与する小脳の機能局在も報告されている[5]．

Ｉさんは小脳半球の一部と，前頭橋路の損傷がみられたことから，CCASと類似する認知症状や，身体機能面では皮質脊髄路損傷による運動麻痺に加えて，フィードフォワード障害を生じている可能性があった．

4）モンロー孔レベル（図4）

このレベルでは尾状核，視床，被殻といった神経核部分は残存しているものの，中前頭回（前頭前野背外側部，46野）や下前頭回（ブローカ野），上側頭回（ウェルニッケ野），視放線〜後頭葉の一次視覚野（17野）の損傷がみられる．これらのことから高次脳機能障害として，注意障害や運動性・感覚性失語，右同名半盲が予測される．また島皮質後方の圧排もみられ，姿勢定位障害の可能性も考えられる．

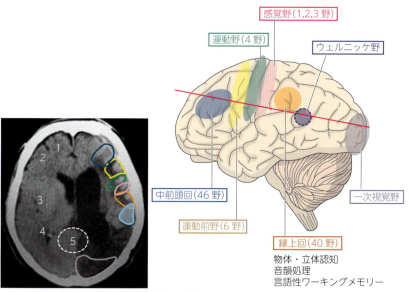

図5｜脳梁膨大レベルの損傷部位と機能
1：前頭極(10野)，2：中前頭回，3：島，4：視放線，5：帯状回最後部.

5) 脳梁膨大レベル(図5)

　モンロー孔と同様，中前頭回，一次運動野感覚野，ウェルニッケ野，一次視覚野に加えて，腹側運動前野(6野)と縁上回(40野)，帯状回最後部の損傷がみられる．腹側運動前野は視覚情報に合った手の形や動作の選択に関係するため，物品の使用が難しい可能性がある．また縁上回は下頭頂小葉の一部であり，物体・立体の認知だけでなく，音の意味づけ(音韻処理)や前頭前野背外側部と相互連絡し注意機能にもかかわる．帯状回後部は後帯状皮質(23，31野)と脳梁膨大後皮質(29，30野)で構成され，海馬，乳頭体，視床前核および背外側核，海馬傍回と連絡(パペッツ回路)して長期記憶にかかわる．また視床後外側核，視床枕，体性感覚連合野(7野)とも連絡し，空間と体性感覚の統合として姿勢定位(調節)に関与するとされる．

6) ハの字レベル(図6)

　ハの字レベルでは皮質レベルでの運動前野，運動野，感覚野は残存しているが，放線冠での損傷が疑われる．この損傷によって，運動野(4野)，補足運動野(6野内側)から網様体へ連絡する皮質橋，延髄網様体路が損傷し，フィードフォワード障害，予測的姿勢制御(APA)の障害が生じるとも考えられる．

　また，縁上回，角回(39野)，楔部と，上縦束(SLF)の損傷がみられる．角回は体性感覚，視覚，聴覚情報を統合し言語化や運動発現につなげる機能があり，臨床上ではゲルストマン症候群が現れる部位である．楔部は感覚情報の統合機関としてSLFの一部を担っており，SLFの損傷によりボディーイメージの低下や空間・文字認知の低下が生じる．

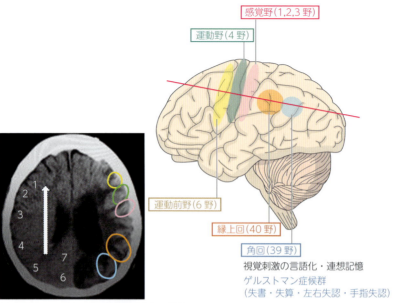

図6 ｜ ハの字レベルの損傷部位と機能
1：背側運動前野，2：運動野，3：感覚野，4：縁上回，5：角回，6：楔部，7：楔前部．
⇨上縦束（SLF）

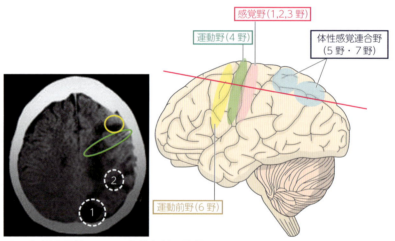

図7 ｜ 脳室天井レベルの損傷部位と機能
1：楔前部，2：頭頂皮質野．

7）脳室天井レベル（図7）

　脳室天井レベルにおいても皮質での大きな損傷はみられないが，頭頂葉への上下行線維は損傷を受けている．注目する点としては楔前部および頭頂皮質野（前庭系）の損傷がみられ，空間内での姿勢の定位障害，および頭部の傾きに対する四肢の抗重力活動低下から姿勢制御障害が生じる可能性がある．

プロブレム・リスト

①橋延髄・橋中小脳脚レベル
・側頭極，下側頭回の損傷 → 失読症状
②ペンタゴンレベル
・中脳大脳脚，前頭眼野，上中下側頭回，扁桃体，海馬の損傷
 → 易怒性，行動の動機づけの障害(不参加)，リハビリテーションへの意欲低下
③中脳レベル
・中脳大脳脚，小脳半球前葉，中側頭回，ブローカ野の損傷
 → CCASに類似する認知症状，フィードフォワード障害，運動麻痺
④モンロー孔レベル
・中前頭回，下前頭回(ブローカ野)，上側頭回(ウェルニッケ野)，一次視覚野の損傷
 → 高次脳機能障害(注意障害，運動性・感覚性失語，右同名半盲)
・島皮質の圧排
 → 姿勢定位障害
・尾状核，視床，被殻といった神経核部分は残存
⑤脳梁膨大レベル
・腹側運動前野の損傷 → 物品使用が困難
・縁上回の損傷 → 音韻処理や注意機能の障害
・帯状回後部の損傷 → 空間と体性感覚の統合が困難(姿勢定位の調節困難)
⑥ハの字レベル
・運動前野，運動野，感覚野は残存
・放線冠の損傷(皮質橋・延髄網様体路の損傷)
 → フィードフォワード障害，予測的姿勢制御(APA)の障害
・角回の損傷 → ゲルストマン症候群
・SLFの損傷 → ボディーイメージの低下，空間・文字認知の低下
⑦脳室天井レベル
・楔前部および頭頂皮質野(前庭系)の損傷 → 姿勢定位障害，姿勢制御障害

臨床像と画像の読み合わせ

1 介入時期(慢性期)の視点から考慮すべき問題

　通常であれば，急性期の運動麻痺の変化(1stステージ)から，その後の回復過程(2nd，3rdステージ)を予測し，予後予測・目標設定に反映していく[9]ことになるが，Iさんのケースでは，一度介護老人保健施設を経由してから当院に入院するという経過もあり，急性期，回復期での情報を得ることができなかった．また，発症後11か月が過ぎていること，回復期で積極的なリハが行えなかったとの情報を考慮すると，前述した大脳脚皮質脊髄路損傷による重度の運動麻痺だけでなく，中枢神経系，筋骨格系における廃用の進行が予測された．

　実際に臨床場面においては，随意運動でわずかに下肢共同伸展が生じる程度で，麻痺側下肢への荷重時に膝折れが生じており，動作時の随意的な制御や支持性は望めない状態であった．当時の『脳卒中治療ガイドライン2009』では，早期からのリハ介入や練習量，頻度の増加は推奨されている一方で，重度障害に対する長期的なリハの効果はエビデンスが低く[10]，経過・介入時期としての不利が予測された．しかしながら，慢性期片麻痺患者であっても下肢筋力増強練習や歩行練習により麻痺側下肢の筋力向上の可能性がある

こと[10]．回復過程の3rdステージであるシナプス伝達の効率化は運動学習要素が大きいことを考慮すると，慢性期でのリハ過程を通じても支持性の向上が望めると考えられた．

加えて，入院時にすでに動作の誤学習が定着しており，非麻痺側上下肢優位での動作遂行から麻痺側下肢の不使用と荷重不足による足部内反尖足が出現．支持物なしでは立位の安定性，安全性の低下が生じていた．画像上では基底核，視床といった神経核は比較的残存しているものの，運動・感覚皮質や皮質下の放線冠・視床放線は損傷を受けており，基底核筋骨格運動ループの障害として筋緊張異常が生じる可能性が高い．非麻痺側の努力性の動作が連合反応としてそれらを助長させており，麻痺側下肢を使用した動作手順の再学習も大きな課題であった．

2 高次脳機能障害が及ぼす影響

ここでは画像解釈から得た多様な高次脳機能障害の予測をもとに，実際の臨床像と照らし合わせた問題点を示していく．

1）遂行機能障害，注意障害

前頭橋路や帯状回後部（前頭前野，パペッツ回路に連絡）の損傷による前頭葉症状として，遂行機能障害，注意障害があげられる．

遂行機能は，①目標の設定，②計画の立案，③目標に向かった計画の実行，④効果的に行動を行うといった4つの段階があり[11]，未来に向かって何がしたいのかを構想し，そのための段階の評価・選択を行い，実際に効率的に順序よく実行し，その行動が目標に対してどの程度近づいたかを効果判定，修正することである．

実際，Iさんには「自宅に帰りたい」という強い気持ちがあったものの，その目標のためにどのような段階（動作の獲得）が必要かといった思考の展開が難しく，目標とリハ目的の不一致が存在していた．そのため，回復期での座位・立位練習中心のリハに対し，動機づけができずに拒否が生じたのではないかと考えられた．また食事や排泄といった生理的欲求とテレビ鑑賞以外の行動は発動性が低下しており，その他のADLでは動作の促しが必要であった．

上記した遂行機能障害に加えて，視覚，体性感覚，聴覚（聴理解）情報量の減少と分配性・選択性注意障害，ワーキングメモリーの障害が合わさり，動作手順の定着が図りにくかった．そのため合目的動作では自己動作を促しやすかったものの，動作時の聴理解低下や歩行での杖使用，トイレ動作における立位姿勢制御と上肢操作の協調など，同時課題が必要とされる場面で拙劣さが生じた．

2）情動障害

Iさんには前頭眼野の一部や扁桃体などの辺縁系損傷，前頭橋路を介する認知ループの損傷により感情失禁，易怒性などの情動障害がみられた．特に全失語により家族との意思疎通が図れない場面では，感情失禁が強くみられた．また，リハ場面では手順が多い複雑動作や難易度の高い練習，口頭指示増加による聴理解困難で混乱が生じ，一度精

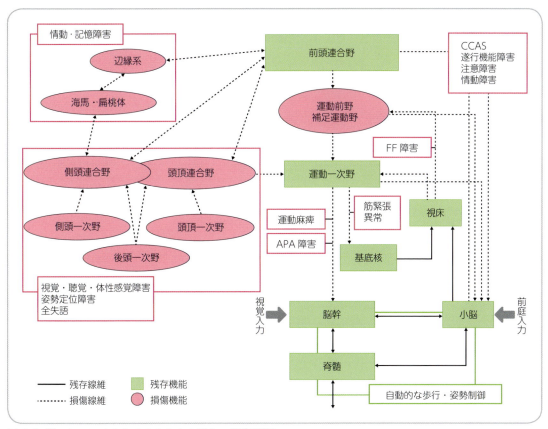

図8 | 脳のシステムからみたIさんの残存・損傷機能
CCAS：小脳性認知情動症候群，FF：フィードフォワード，APA：予測的姿勢制御．

神的に興奮すると発話の保続と聴理解の低下から思考の切り替えに難渋した．

3) 全失語

表出面では錯語，ジャーゴン，保続が強く，利き手はジェスチャーや状況からの推察が必要であった．自己表出に対するフィードバックも困難であったため，他者との疎通が図れない状況が理解できず，精神的いらだちを生み情動障害を助長する状態であった．

理解面も相手の表情やジェスチャー，置かれている状況，視覚的手がかりと単語を合わせて何とか可能なレベルであった．リハ場面では主に模倣での動作指示が主体となり，遂行機能，注意障害を考慮すると単純動作の遂行が限界であった．

❸ 残存機能の解釈

上記した問題点を脳システムの模式図として図8に表した．

皮質・神経核での機能残存はあるが，連絡線維での損傷が多く，身体機能・精神心理機能ともにさまざまな問題がみられる．その一方で，小脳や中脳大脳脚以外の脳幹・脊髄機能は残存していると考えられ，視覚入力から生じるAPAや前庭入力に発する前庭脊髄路による姿勢制御，脊髄小脳路からの体性感覚入力による赤核脊髄路を介した抗重

力伸展活動などが期待された．

　歩行運動については，脊髄に存在する中枢性運動パターン発生器（CPG）が，高位中枢からの指令なしに基本リズムを発現し周期的な運動出力を生成している．これは受動的な歩行であっても，歩行周期に応じた股関節の屈曲-伸展運動に応じて生じる荷重情報・股関節求心系といった感覚情報が，周期に同調した筋活動を発現することを意味する[12]．Ｉさんにおいても，上位中枢の損傷により外環境に応じ調整された歩行を行うことは難しいが，歩行運動出力に関しては下位中枢である脊髄と運動ニューロンが残存しており，自動歩行の可能性が示唆された．

　高次脳機能に関しても，前述したミラーニューロンシステムにも説明されるとおり，残存した右脳機能から周囲の環境や人の表情・動き（ジェスチャー）を読み，その状況から意図する社会的行動や目的動作を予測・実行する能力は残存していると考えられる．また，思考の展開や順序の理解，注意の分配・選択の障害はみられたが，ADL など目的動作では拒否が少なく，環境・状況から目的理解を促せれば運動や行動への動機づけが可能と判断した．

実際のリハビリテーションとその結果

1 理学療法経過（表1）

　前院（回復期リハ病院）では長下肢装具（KAFO）は使用されていなかったため，入院後ただちにオーダーメイドでの KAFO 作製を行った（図9）．膝継手にはリングロックを使用し，足継手には荷重位で内反尖足の痙性抑制が可能であったこと，歩行時の足関節の可動性確保と股関節制御を目的にゲイトソリューション・ダブルクレンザックを使用した．

　歩行練習当初は pushing 現象が残存していたこと，遂行機能障害から手すり・杖の使用は混乱を助長し，麻痺側下肢への十分な荷重とリズミカルな歩行による股関節屈曲伸展運動の阻害になると考え，後方からの全介助にて練習を行った．また，歩行練習と並

表1 | 歩行と ADL 経過

	1週間	2か月	3か月半	4か月	5か月以降
装具	KAFO	semi-KAFO	AFO	AFO	AFO
介助・環境	後方から全介助	後左側方介助 体幹左側屈と抑制と骨盤挙上介助	Q-cane＋一部介助 骨盤帯介助	Q-cane 短距離見守り	Q-cane 見守り 応用歩行・階段昇降開始
ADL	移乗：全介助 ──────→ 一部介助見守り ──────────────────────→ 　移動：車椅子介助 ──────→ 車椅子自走見守り ──────→ 居室内杖歩行見守り（7.5か月以降） 　トイレ動作：全介助 → Semi-KAFO を使用しトイレ動作練習見守り				

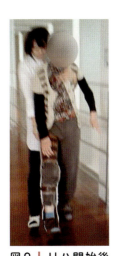

図9｜リハ開始後1週間

長下肢装具(KAFO)での歩行練習．後方からの全介助で歩行練習を行った．

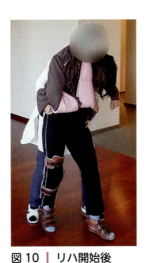

図10｜リハ開始後2か月

体幹保持と骨盤挙上の介助．振り出しが可能となり，立脚期の膝折れが減少したため，semi-KAFOにカットダウン．

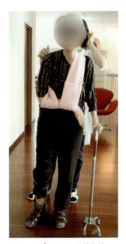

図11｜リハ開始後3か月半

AFOにカットダウン．

行して関節可動域練習と立ち上がり・移乗練習を行い，麻痺側下肢への荷重による股関節・足関節の痙性抑制と動作方法・手順の学習を図った．その際の動作指示は単語，ジェスチャーで端的かつ毎回同内容で行い，聴覚刺激の情報量も制限するよう留意した．

1か月半で膝継手のロックを解除し，歩行立脚期の支持性改善がみられたが，依然として振り出しは全介助が必要であった．2か月で体幹保持と骨盤挙上の介助で振り出しが可能となり，立脚期での膝折れが減少したためsemi-KAFOへカットダウンした（図10）．それまでは同時課題による拙劣動作を回避するため歩行補助具の使用は避けていたが，3か月からQ-caneの使用を開始した．同時にsemi-KAFOで立位安定性を保証し，実際のトイレ環境で下衣の着脱練習を反復し，手順の定着をはかった．3か月半で短下肢装具（AFO）へカットダウン（図11）した後，4か月で短距離の歩行（図12）とトイレ動作が見守りになった．5か月で直線歩行が可能となり，応用歩行・段差昇降練習を開始した（図13）．自宅での移動に一部歩行を取り入れるため，7か月半で居室トイレへの歩行を他職種でも見守りで行った．

最終評価ではBRS，感覚検査，MASには変化がなかったが，健側下肢のMMTは4から5に向上し，移乗が見守りレベル，整容，洗体，更衣の介助量が軽減した．移動に関しては10m最大歩行速度が0.15m/秒，3分間歩行24mと歩行速度の低下から，居室内杖歩行見守りレベル（院内車椅子自走見守り）であった．また，動作時の麻痺側下肢筋緊張亢進が軽減し，入浴時に裸足での立位保持，移乗が可能となり，FIMは80点（運動59点，認知21点）となった．認知面ではMMSEには変化なし，TMT-Aに10分以上の時間を要し，その他神経心理学的検査も入院時と同様に困難であった．言語面では口頭表出に変化はなかったが，短文での日常会話や動作時の口頭指示に対する聴理解は改善し，動作の安全性・安定性向上につながった．また，情動面でもリハ場面では易怒

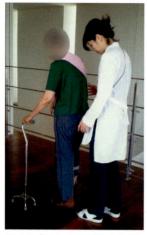 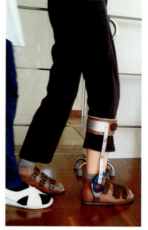

図 12 ┃ リハ開始後 4 か月
短距離の歩行を開始．

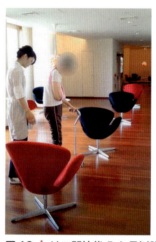 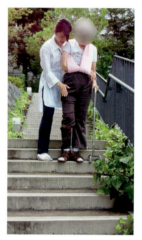

図 13 ┃ リハ開始後 5 か月以降
応用歩行，段差昇降の練習を開始．

性や拒否がなくなり，意思疎通が図れない場面での感情失禁が減少．さらには他者へ配慮した言動がみられるなどの変化からFIM認知項目の加点につながった．退院前には本人の趣味であった温泉地への外泊を行うなど，家族の積極性も高まり，入院から9か月後に自宅退院となった．

❷ CPG・橋延髄網様体脊髄路を考慮した装具療法〜介助方法の工夫

　先の「残存機能の解釈」の項でも触れたように，下肢の随意性が低い片麻痺患者においても自動的・反射的な神経機構を利用した自動歩行は可能である．特にCPGに必要な股関節屈曲−伸展運動の荷重・股関節求心系の感覚情報は，KAFOと介助により適切な荷重量とアライメントでの歩行を確保することで入力される．

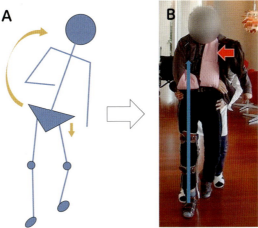

図14 | 麻痺側立脚期の体幹・骨盤帯アライメントを考慮した介助方法
A：介助なしでは非麻痺側への体幹傾斜と骨盤左下制が生じる．
B：非麻痺側腋窩から体幹傾斜を抑制することで骨盤下制を修正し，麻痺側への荷重アライメントを形成．

図14はsemi-KAFO移行後の歩行介助を示したものである．図14Aは介助が適切に行われない場合のアライメントを図示したもので，麻痺側の初期接地（initial contact；IC）でのフィードフォーワード障害や股関節周囲の固定性低下により立脚中期（mid stance；MSt）では体幹の非麻痺側への傾斜や骨盤左下制が生じうる．この現象が生じると麻痺側下肢への荷重が不十分となり，遊脚終期（terminal swing；TSt）での骨盤右回旋の助長や股関節伸展の不足が生じる．このことは前述したCPG誘発には不利な状況であり，麻痺側振り出しに向けた大腰筋の伸張も促しにくい．また体幹左方傾斜・骨盤右回旋位からの振り出しは，より随意的で努力性となりやすく，股関節伸展内転内旋，足部内反尖足の伸展パターンを助長させやすい．さらには，体幹-骨盤帯の代償が生じた状態で前遊脚期（pre-swing；PSw）に向かうことは，延髄網様体路の働きである非麻痺側立脚期での麻痺側体幹・股関節APAの賦活にも阻害となり，骨盤右下制での振り出しによるクリアランス低下や二次的な代償歩行を生じさせる可能性がある．そのため図14Bでは，非麻痺側腋窩から体幹傾斜の抑制と，両側骨盤把持にてTStでの右回旋とPSwでの骨盤下制を修正し，より正常に近いアライメントで麻痺側体幹，股関節機能の賦活を目的として行った．また両側の骨盤を把持することで非麻痺側立脚時の体幹-骨盤帯アライメントも修正が可能となり，橋網様体脊髄路の機能である非麻痺側APAの賦活も可能と考えた．

加えてKAFOの使用は，荷重情報をもとにした立位，歩行活動をとおして姿勢定位やボディーイメージの再学習，APAの賦活にも寄与する．足継手にゲイトソリューションを使用することで，踵接地（heel contact；HC）の保証による荷重応答期（loading response；LR）以降での下腿前傾や足関節背屈の誘導，PSw以降の筋緊張亢進による底屈を制動し，足関節の可動性および筋活動も保証される[13]．

3 高次脳機能障害に対するアプローチ

1）反復練習による使用依存可塑性を利用した動作の再学習

　入院時，起立・移乗動作では支持物を利用した非麻痺側優位の動作が定着しており，実用性の低下をきたしていた．再学習にあたって，Ｉさんにはパフォーマンスに必要な運動要素の理解，自身のパフォーマンスにおける問題点への気づきが欠けており，スキル学習が難しい状態であった．スキル学習には基底核前頭前野ループの障害や注意障害，遂行機能障害などの高次脳機能障害も影響しており，特にＩさんは重度の失語症であったため，口頭指示での細かい動作修正も困難であった．そのため，一度定着した動作をリモデリングするためには，運動の反復によって脳内神経回路の結合性を強化し（使用依存可塑）[14]，運動記憶として保持する必要があった．そこで，必要動作の反復運動を通じてパフォーマンスが発揮できるだけの身体機能の向上と運動記憶への定着を図り，実際の環境（これまで誤ったパフォーマンスを誘発していた外的環境）へ適応し，再学習を促すようプログラムを進めた．

　具体的には，当初から徹底して介助による誤学習を修正した起立動作を反復して練習し，日常生活でも手すりなどの物的支持物を極力持たず介助下での起立・移乗動作を行った．そして起立動作が見守りレベルになってから，リハ内で実際のベッドやトイレで起立・移乗動作の確認と介助による運動方向の修正を行い，直接介助から間接介助に移行するなかで動作（運動記憶）の定着を確認した．

　これらの過程にはかなりの時間を要したが，使用依存可塑性は「教師なし学習」にもとづくため運動記憶に優れており[14]，最終的には裸足でも麻痺側へ荷重し，筋緊張異常を抑制した状態での起立が可能となった．

　この脳内ネットワークの結合性変化による運動記憶は，そのほかの動作や手順の定着にも関連しており，複雑な高次脳機能障害をもつ症例にとっても，歩行やトイレ動作の獲得の手がかりになると考えられた．

2）KAFO 使用による高次脳機能障害への効果

　KAFOによる身体機能への効果に加えて，高次脳機能障害に対し，どのような効果と結果が得られたかを図15に示した．

　遂行機能障害に対して自己確認練習や障害への意識づけといった直接的アプローチでの改善はなかった．そのため，KAFOを使用した歩行練習やsemi-KAFOを使用した実際の環境下（居室内など）でのトイレ動作練習など，課題指向的に動作練習を行った．その結果，目的理解による動機づけから自発的な動作が増加し，リハ拒否はほとんどみられなかった．また，KAFOによって立位安定性の確保とそれに伴う口頭指示の減少が可能となり，前頭葉で処理しきれず混乱や情動障害を起こしていた情報量を減らすこと，手順の多い複雑動作を段階的な単純動作として課題の難易度を調整することができた．そのため，落ち着いた状態で課題に向かう内的環境が整い，課題も容易になったことで，トイレ動作での立位を保ちながら上肢操作をするといった同時課題が可能となった．さ

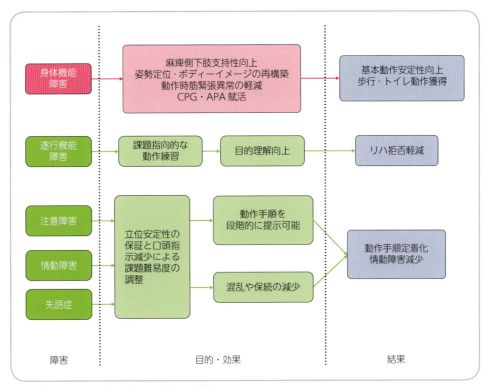

図15 ｜ KAFOの使用効果に対する考察

らに，実際の環境下で統一した言語指示により動作練習の反復を行ったことで，右脳機能である周囲環境の状況理解と口頭指示，動作手順の関連づけが可能となったことも相乗し，手順の定着・安定性向上という結果となって表れた．

引用・参考文献

1) 浅田稔：ミラーニューロンシステムが結ぶ身体性と社会性．ロボット学会誌 24(4)：386-393, 2010
2) 手塚純一：認知・注意障害を伴う大脳小脳神経回路の障害をもつ症例．PTジャーナル 44(9)：757-764, 2010
3) Schmahmann JD, et al：The cerebellar cognitive affective syndrome. Brain 121(Pt4)：561-579, 1998
4) Schmahmann JD：Disorders of the cerebellum：ataxia, dysmetria of thought, and the cerebellar cognitive affective syndrome. J Neuropsychiatry Clin Neurosci 16(3)：367-378, 2004
5) Stoodley CJ, Schmahmann JD：Evidence for topographic organization in the cerebellum of motor control versus cognitive and affective processing. Cortex 46(7)：831-844, 2010
6) 工藤由里，ほか：小脳出血後，認知，感情，行動障害がリハビリテーションの障害となった1例．リハ医学 42(7)：463-468, 2005
7) 大沢愛子，ほか：小脳を中心としたテント下病変の高次脳機能．高次脳機能研究 28(2)：192-205, 2008
8) 出口一郎，ほか：上小脳動脈灌流域の梗塞により Cerebellar cognitive affective syndrome を呈した1例．脳卒中 30(5)：749-754, 2008
9) 増田知子：回復期の歩行トレーニング．阿部浩明，ほか（編）：脳卒中片麻痺者に対する歩行リハビリテーション．pp.121-140, メジカルビュー，2016
10) 脳卒中合同ガイドライン委員会：脳卒中ガイドライン 2009. pp.283-286, 協和企画, 2009
11) 種村純：遂行機能の臨床．高次脳機能研究 28(3)：312-319, 2008
12) 河島則夫：正常歩行の神経制御．阿部浩明，ほか（編）：脳卒中片麻痺者に対する歩行リハビリテーション．pp.2-11, メジカルビュー，2016
13) 大畑光司：Gait Solution 付短下肢装具による脳卒中片麻痺の運動療法とその効果．PTジャーナル 45(3)：

217-224, 2011
14) 長谷公隆：運動学習理論と歩行トレーニング．阿部浩明，ほか(編)：脳卒中片麻痺者に対する歩行リハビリテーション．pp.28-41，メジカルビュー社，2016
15) Maeshima S, Osawa A：Stroke rehabilitation in a patient with cerebellar cognitive affective syndrome. Brain 21(8)：877-883, 2007
16) Tavano A, Borgatti R：Evidence for a link among cognition, language and emotion in cerebellar malformations. Cortex 46(7)：907-918, 2010
17) 小柳靖裕：理学療法士に必要な脳機能解剖学と画像の知識．PTジャーナル44(9)：739-747，2010
18) 原寛美：脳卒中運動回復可塑性理論とステージ理論に依拠したリハビリテーション．脳神経外科ジャーナル21(7)：516-526, 2012

65歳男性　Jさん

重度の運動麻痺残存．
それでもギターが弾きたいんです！

脳画像から「障害像」を考えてみよう

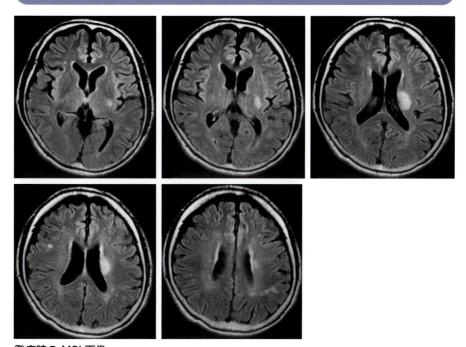

発症時のMRI画像

Hint
- 左内包後脚から放線冠にかけて梗塞を認める．
- 皮質脊髄路・視床皮質路の損傷が考えられる．

経過

　100人いれば100とおりの人生があるように，患者1人ひとりにとっての目標，必要な作業療法は異なる．回復期リハ病棟の作業療法士(OT)として働くなかで，限られた期間，環境において，患者の退院後の主体的な生活の獲得を目指すにあたり，日常生活動作(ADL)を重視し，本質的なQOLの向上に結びつけることこそOTの真髄と言えるが，実際には，難しいと感じることも多い．そのようななかで，Jさんは脳梗塞を発症し，重度の運動麻痺を生じたものの「ボランティア活動に復帰し，もう一度ギターを弾きたい」という強い意思を持ち，リハに励み，自身のQOL向上に近づけた患者の1人であった．

1 患者とその背景

- 年齢性別：65歳男性．
- 発症前生活：団地で妻と2人暮らし．仕事はアパレル関係の販売を行っていたが，2年前に退職．退職後は，団地の麻雀クラブへの参加や，ボランティア活動として，老人ホームなどでギター(アコースティックギター)演奏を披露していた．妻は現職中であり，日中は1人で生活していた．
- 既往歴：病前から高血圧症と診断されており，30年前からアムロジン5 mg/日内服中．喫煙歴あり．発症前の症状の出現，体調の異変はなかった．

2 発症の状況

　発症当日の午前0時50分にトイレに行こうとした際，右半身脱力自覚する．救急要請を行い，午前2時に急性期病院に救急搬送される．搬送先の病院では，意識清明，構音障害，顔面を含む右不全麻痺を認めた．頭部MRI拡散強調画像では左内包後脚〜放線冠にかけて高信号域が認められた．磁気共鳴血管造影法(magnetic resonance angiography；MRA)では主幹動脈に有意狭窄はなく，頸部血管エコーにおいても有意狭窄はなし．心電図で心房細動も確認されなかった．発症3時間ではあったが，救急外来で神経症候が急速に改善したため，IVt-PA(経静脈的血栓溶解療法)は施行されなかった．

　治療はアルガトロバン，エダラボン，低分子デキストランの点滴，アスピリン200 mgシロスタゾール100 mg，アトルバスタチン10 mgの内服治療実施．第3病日からは症状安定し，NIHSSで顔面麻痺：2，上肢の運動：3，構音障害：1の6/42で固定．降圧薬(アムロジン5 mg/日)の内服を20病日から再開し，二次予防としアスピリン100 mg/日の内服継続となった．

3 急性期病院でのリハビリテーションの実施状況

　発症当日から，ベッドサイドでのリハを開始し，10病日でリハ室に移行した．発症当初から，上肢下肢ともにわずかな随意運動が認められ，目立った高次脳機能障害は認め

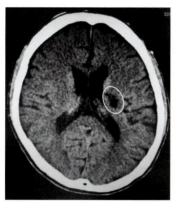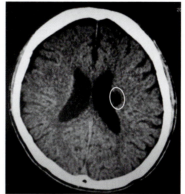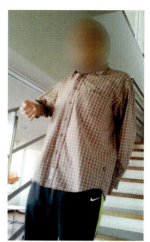

図1 ┃ 入院時のCT像と運動麻痺

られなかった．顔面麻痺については，右口角下垂があり，右顔面にしびれを認めた．入院当初は右口角からの食べこぼしや口腔内残渣を認めたものの，退院時には認められなくなった．

　急性期病院退院時のFIMは83/126点．排泄，整容，更衣においては中等度介助，入浴は実施しなかった．院内移動は車椅子自走で，リハ内の歩行は四脚杖と下肢装具（ゲイトソリューション）を使用し，歩行練習を行っていた．

4 当院への転院と入院時の状況

　Jさんは発症約1か月後にリハ目的で当院に転院となった．

　入院時から，本人より「歩けるようになって，ボランティア活動に復帰したい．もう一度ギターを弾きたい」という強い希望が聴かれた．また，キーパーソンである妻からは，日中は仕事があるため，自宅内での生活が1人で送れるまでには回復してほしいとの希望があった．

画像の解釈と問題点の整理

　放線冠のなかでも下行する皮質脊髄路を中心とした梗塞である（図1）．そのため，上肢，体幹，下肢ともに中等度～重度の運動麻痺が予想された．特に上肢の予後については粗大運動レベルであり，食事や書字はもちろん，ペットボトルを把持して水を飲むようなADLに活かせるほどの運動は期待できないものと考えられた．

　さらに同部位では小脳から視床の外側腹側核（VL）を介して運動野に投射する視床皮質路が上行する．その損傷により，筋緊張のフィードフォワード制御が困難になる．具体的には運動失調がみられることになるが，一方で運動麻痺が存在するために，上肢では明らかな振戦を観察することは困難であろうと思われた．このフィードフォワード制

御の障害によって，歩行における麻痺側下肢支持期の股関節の安定性不良につながることが予想された．

> **プロブレム・リスト**
>
> ①皮質脊髄路の損傷 → 上肢，体幹，下肢に中等度～重度の運動麻痺
> ②視床皮質路の損傷 → 運動失調（運動麻痺で振戦などの症状がマスクされる可能性）
> → 歩行時の麻痺側下肢支持期の股関節の安定性不良

臨床像と画像の読み合わせ

1 初期評価

　ADLの評価では，BI：45/100，FIM：83点（運動51点，認知：32点）であった．動作の安定性が低く，座位以上の動作は見守りが必要であり，更衣や整容，入浴などの生活全般に介助を必要とする状態だった．また右上肢は，補助手としての使用も困難であった．

　身体機能においては，BRSは右上肢：Ⅲ，手指：Ⅲ，下肢：Ⅲ．上下肢ともに共同運動パターンが認められるものの，可動範囲はわずかであり，パターンから逸脱した運動においての随意性は低く，筋出力は低下していた．上肢においては，肩関節周囲の筋緊張は低く，著しい亜脱臼はないが，肩関節上腕骨頭部の前方への偏位がみられた．体幹や骨盤周囲の固定性も低く不安定なため，運動時には不随意的に筋緊張が亢進し，連合反応も出現する状態であった．そのほか，目立った感覚障害はなかった．また，運動失調の適切な評価は，運動麻痺の影響もあり行えなかった．

　高次脳機能障害は，MMSEで29/30，コース立方体組み合わせテストでIQ：75，レーブン色彩マトリックス検査：32/36であった．コース立方体組み合わせテストでは，カットオフ値を下回ったが，非麻痺側のみを使用し非利き手で行っていること，年齢を考慮すると，机上の評価における著しい高次脳機能障害は認められなかった．しかし，日常生活場面においては注意散漫な様子や物事に対して楽観的で慎重さに欠けることがあり，注意を促しても自室やトイレで転倒する場面があった．

　加えて，コミュニケーション場面においても，構音障害，呼吸機能の低下，鼻咽腔閉鎖機能不全，右軟口蓋麻痺，右顔面麻痺に伴う口腔機能低下があり，発話明瞭度は低く，呂律の悪さが認められた．

2 問題点と目標設定

　入院当初より担当のチームで話し合い，問題点を抽出して統一した目標設定を行った．
　Jさんの希望であるボランティア活動への復帰を目指すうえでも，まずはキーパーソンである妻が仕事を続けられるように，自宅内での生活が自身で行えることが最低限必

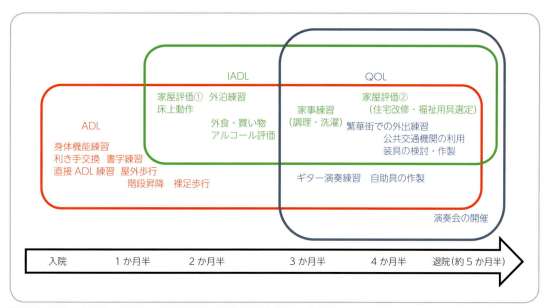

図2 ADL→IADL→QOLに至る目標に応じてのアプローチ内容

要なこととなる．よって，主目標を「ボランティア活動への復帰」とし，副目標として，「自宅退院において必要最低限のADL自立，妻が働きに出ている時間に1人で生活が行える手段的日常生活動作（IADL）の獲得」を目指した．目標達成に向けて，各セラピストが回復状態に応じて必要な目標設定を随時変更し，リハを行っていった．

担当のOTは，退院後1人で過ごすうえで必要となるADLの自立．家事などの自宅内活動だけでなく，楽しみ活動にもつながるような外食や買い物などの屋外活動を含めたIADLの獲得を目指した．それとともに，ボランティア活動復帰に向けて，ギター演奏の獲得を目標とした．目標に達成にあたり，必要な能力に応じて段階づけを行い，アプローチを実施していき，それとともに，理学療法士（PT）は，退院後に必要となる場面ごとに合わせた移動手段の獲得・検討を中心にアプローチした．また，言語聴覚士（ST）は，退院後に必要なコミュニケーション能力の改善を目指し，発話明瞭度・自然度の改善を目標にアプローチを行った．

実際のリハビリテーションとその結果

図2で示すように，ADLからQOLに至るまで目標に応じて，アプローチ内容の詳細を記していく．

1 ADL獲得に向けて取り組んだ時期

身体機能練習と並行し，直接ADL練習・評価を実施，状況に応じて院内ADLを変更した．

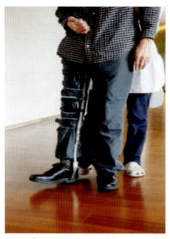
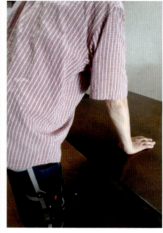

図3 | KAFO を用いた上肢機能練習
体幹・骨盤などの中枢の安定性を確保したうえで上肢機能練習を行うため，KAFO を利用した．

　身体機能練習は，上肢機能へのアプローチを中心とした運動療法を行った．脳画像では左内包後脚から放線冠にかけて梗塞巣を認め，皮質脊髄路が大きく障害されていることから，運動麻痺は，上下肢ともに著しい回復は困難なことが予測された．よって目標達成にあたり，麻痺側上肢を実用手として使用することは難しく，一部でも補助手としての使用ができないかと考えた．そこで，早期に利き手交換を行い，書字練習や ADL 場面での使用を促した．麻痺側上肢に関しては，上肢/肩甲帯におけるアライメントの修正，共同運動パターン内での随意運動の強化，それに伴う全身の二次的筋緊張亢進を抑制することが必要であり，肩関節周囲の固定性改善，神経筋促通運動，特に肘関節屈伸運動の促通・随意的可動範囲の拡大，運動時における上肢・手指の痙性抑制を課題とした．

1) 長下肢装具を用いた上肢機能練習

　機能練習を ADL へと汎化していくうえで，座位・立位での活動が必須であり，抗重力筋の賦活とそれに伴う上肢操作練習が重要であると考えた．よって，早期から積極的に立位での麻痺側の痙性を抑制した促通運動を行った．J さんは，骨盤・体幹を機能的姿位で持続的に保持するには筋収縮運動が妨げられており，座位で両上肢の運動を促しても体幹や肩甲帯の代償動作が出現し，痙性が強くなり，姿勢の崩れを助長すると予測した．そのため，作業療法場面では，体幹・骨盤など中枢の安定性を確保したうえで，適切な姿勢で上肢の運動を促す必要があると考え，その手段として，長下肢装具（KAFO）を利用した．KAFO を使用して立位での練習を行うことで，大腰筋の抗重力作用を促しながら麻痺側下肢の支持性を確保し，骨盤を起こし，立位姿勢を整えた状態で上肢機能練習を行った（図3）．

　上肢機能練習においては，両上肢でのサンディングや，非麻痺側を動かしながら麻痺側への荷重を促す練習を行い，段階づけとして静的立位から動的立位に移行し，運動時

表1 ｜ 院内ADLの獲得時期と内容

項目	獲得時期	具体的内容
食事	入院後1か月	入院時より，非利き手にて動作実施． スプーン・フォークから箸の利用まで順次実施．
整容	入院後1〜2か月	歯磨き・洗顔・髭剃り・整髪は非利き手にて実施．
更衣	入院後2か月半	動作手順の確認を促し，麻痺側中心の動作獲得． 靴下はソックスエイドを使用し自立．
排泄	入院後2か月	入院後1か月半でトイレ内動作は日中自立，夜間は監視． 2か月半後に昼夜ともに自立となる．
入浴	入院後5か月半	入院後3か月半で座位動作から立位動作に変更．長柄ブラシ使用し洗体自立． 入院後4か月半で移動・浴室内動作すべて監視．入院後5か月半で自立．
移動	入院後4か月〜退院時	入院後3か月で院内（杖＋AFO）監視，3か月半で院内（杖＋AFO）自立． 入院後4か月で自室内裸足歩行自立．屋外は監視にて実施．

の痙性抑制を図る練習を実施した．

2）ADL練習の変化

　身体機能練習の経過に合わせてADL練習を行い，院内ADLの介助レベルを変更していった（**表1**）．排泄，整容，更衣は入院から約2か月で自立し，院内移動はT cane（T字杖）＋AFO（金属支柱つき短下肢装具）で3か月目には自立した．入浴動作は，洗髪，洗体は早期から非麻痺側での動作と，長柄ブラシを使用し自身で行っていた．しかし，裸足歩行や立位跨ぎの獲得に関し，上下肢ともに連合反応が出現しやすく，足関節のコントロールもつきにくいため，バランスを崩す様子が見受けられた．また，慎重さに欠け，動作が早急になるため，転倒の危険を伴った．このため，入院3か月半頃にケアワーカーに協力を依頼し，裸足歩行，浴槽の立位跨ぎを含め見守りに変更し，実際のADL場面で繰り返し練習を行い，危険な場面があれば，その都度注意を促していった．結果，退院前にはすべて自立し，自宅での入浴動作も，住宅改修で手すりの取りつけと滑り止めマットなどの環境調整を行うことで自立することができた．

3）家屋評価

　家屋評価は2回実施し，ADL動作の自立目処が立ち始めた2か月半頃に，PTとともに1回目の家屋評価を行った．実際の生活環境を確認し，そのなかで退院後に必要なADL動作能力を再検討し，院内ADLだけでなく，実際の環境に合わせた練習も行った．同時に退院後に有意義な生活を送っていけるように，ADLだけでなくIADLの練習も開始した．

　2回目の家屋評価は，退院に向けての最終調整として，入院から4か月半が経過した頃に行い，ケアマネジャー，住宅改修業者とともに，退院時に必要となる，浴室の手すり位置の確認や，必要な福祉用具の確認を行い，退院日に間に合うように，住宅改修を

含めた環境調整を行った．

❷ IADL獲得に向けてアプローチを行った時期

1）外泊練習

　　副目標であるIADLの自立に向けて，1回目の家屋評価後，最低限の自宅内動作が自身で行えるようになった時点で外泊練習を行った．入院時と同様に，楽観的に物事を捉え，慎重さに欠ける様子がうかがえたため，外泊中に注意が必要な項目や確認してもらいたい行動を書面化してJさんに渡した．また，Jさん本人だけでなく家族にも記載していただくことで，双方に退院後の生活イメージと問題点の確認を促していった．セラピストとしても，家屋や周辺環境を実際に確認し，退院後の活動範囲や書面による回答をもとに，チームで必要となる活動を抽出し，Jさんと家族を含めた目標の再確認を行っていった．

2）IADL練習

　IADL獲得に向け，床上動作，階段昇降，調理，洗濯，買い物，夜間の外出・外食，アルコールの摂取後の運動機能評価，公共交通機関の利用などの練習を実施した．

　目標を達成するにあたり，活動の幅を広げるためには自宅内外での安定した歩行能力の獲得が必須と考え，PTを中心に屋外での坂道や不整地歩行，裸足歩行なども含めた歩行能力の改善，環境に応じた装具や補助物品の選定，階段昇降練習などのアプローチを行った．

　一方，OTはギター演奏の獲得に向けた練習を視野に入れつつ，畳での床上動作練習や家事動作練習などを行った．また，PTと分担し，歩行能力の改善に合わせ，実際にスーパーなどでの買い物や外食，アルコール摂取後の運動機能評価，自宅周辺での外出練習，公共交通機関の利用練習などを実施した．

3）家事動作練習

　　食事に関しては，朝食と昼食は自分でトーストやうどんなどの軽食を調理したり，スーパーで惣菜を購入して食べていたとのことだった．よって，日中1人で生活を送っていくうえで，最低限必要な家事動作として，調理にまつわる家電製品の利用，包丁などの調理器具の利用，ガスコンロの使用が課題となった．そこで，院内で目玉焼きやサンドイッチ，うどんを湯がくなど簡単な練習を行った（図4）．包丁操作は，乱切りなどの細かく切る必要のない作業については可能であった．

　調理練習以外の場面でも，共用スペースのリビングを利用して，自身でコーヒーを入れてカップを洗い，食器棚に戻すなどの活動を行っていった．最終評価として，2度目の家屋評価の際に自宅の家電製品を利用し，安全に行える動作方法の確認や作業工程の見直しを行った．

　そのほか，非麻痺側での洗濯物取り込み練習を行った．

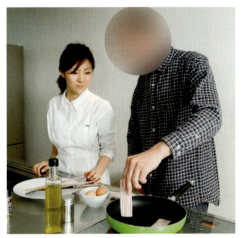

図4 ｜ 院内での調理練習

4）外出・アルコール評価練習

　Jさんから退院後もお酒を飲みたいとの強い希望があり，外出練習で連続20分程度の屋外歩行が可能となった時点で，主治医に許可を得てアルコール摂取後の動作評価を実施した．練習は摂取量などの注意を促したうえで，病院周辺の焼き肉店で行った．

　注文など店員とのコミュニケーションについては問題なく行えたが，アルコール摂取後は饒舌になり，呂律の悪さが目立ち，聞き取りにくい様子がうかがえた．また，支払いの際には，財布からお金を出すのに時間がかかり，小銭が取り出しにくい場面があった．そのため環境調整として，片手でも支払いが行えるよう，開口部が大きく開く財布を使用することや，いったんカウンターに財布を置いてお金を取り出す方法などを提案した．

　また，生ビール500 mLを摂取し，夜間に約15分の屋外歩行を行ったが，著しいふらつきや歩行速度の低下は認められず，横断歩道や周辺環境への注意喚起も行えていた．

5）買い物練習

　買い物練習は数回行い，病院周辺から自宅周辺，繁華街へと活動範囲を広げて評価を行った．自宅周辺での評価においては，普段利用しているスーパーまで歩いて移動し，買い物中のカートを押す際に杖をどこに置くのか，支払いはどうするか，買い物袋を持って自宅まで帰れるかなどを，実場面で評価した．

❸ QOL向上に向けてアプローチを行った時期

1）装具の検討と外出練習

　退院前には，屋外・屋内における装具を決定し動作の最終確認を行った．

　屋外はAFO＋T caneを使用し，AFOの靴部分を革靴に変更した．屋内では，自宅であれば裸足での生活も可能だったが，ボランティア復帰を視野に入れ，老人ホームなどの施設内を歩くことも想定して，オルトップの作製を行った．

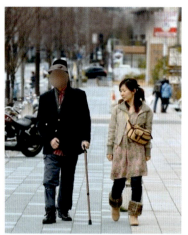

図5 | ギターを持って屋外歩行練習

　主目標であるボランティア復帰に向けて普段利用している楽器店に行き，実際にギターを持って屋外歩行練習（図5）や階段昇降，エスカレーターの利用練習，人混みでの歩行練習も併せて行った．また，1人で移動が行えるように，公共交通機関の利用練習も実施した．バスだけでなく，電車の利用ができるように自宅から最寄り駅までの歩行移動，切符の購入，車輌への乗り込み，車輌内での立位バランスの評価も行った．

2）ギター演奏獲得に向けて

　アコースティックギター演奏は，左手でコードを押さえ，右手でストロークを行い，音を奏でる作業となる．ボランティア活動への復帰にあたっては，麻痺側でピックを把持し，弦をストロークすること，約1時間の公演時間に演奏とフリートークを行う上肢機能と全身の耐久性が必要であった．

　入院当初から，上肢機能に関しては著しい機能改善は難しいことが予測されたが，条件を満たせば演奏は可能になると考えた．よって，演奏獲得において，①上肢機能の評価，②姿勢の検討，③自助具の作製，④演奏曲の選択・演奏時間の検討が課題となった．

　Jさんの身体機能を考慮すると，ギター演奏の獲得は難しい可能性も考えられたため，過度な期待へとつながらないよう，精神面への影響も配慮し，直接練習に移行する時期は慎重に検討を進めた．

　上記の課題を念頭に，上肢機能練習を実施していき，入院から3か月半にギター演奏獲得が可能であろうと判断し，自宅から実際に使用しているアコースティックギターを持参してもらい，退院前に演奏会を成功させることを目標にギターを用いた練習を開始した．

3）上肢機能評価

　麻痺側上肢の運動機能については，肩関節周囲の固定性が強化され，肘関節屈伸運動を行う際も肩関節周囲のぶれが軽減した．共同運動パターンも，抗重力姿勢における肘

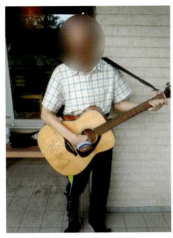

図6 | 立位でのギター演奏
立位では肩関節の空間が保持され,ギターの弦を弾くことができたが,演奏の継続で正確なストロークが行えなくなった.

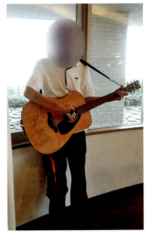

図7 | もたれ立位でのギター演奏①
腰部をもたれるような姿勢で演奏してもらい,身体の揺れを軽減させた.

関節の屈伸運動が30°～100°程度の範囲で行えるようになり,30秒間で20回前後の肘関節屈伸運動が行えていた.しかし,最大スピードで演奏を行うと,痙性が強まり,肩甲帯・体幹からの代償動作が出現して肘関節の運動範囲は狭小化した.併せて,ストロークを行う際も,同一か所を弾けなくなる様子がうかがえた.

手指においては,運動時は総握りが強くなるものの,運動終了時には緊張の緩和が認められた.よって,ピックは自助具を使用し把持できるのではないかと考え,運動前後に自身で屈曲痙性を伸ばし,筋緊張をコントロールすることで対応が行えると考えた.

4) 演奏姿勢の検討

演奏姿勢に関しては,座位,立位,もたれ立位で評価を行った.

座位ではギターの位置が高く,肩関節屈曲・外転位での持続的な空間保持が必要となるため,肩関節が不安定なJさんは肘関節の屈伸運動で弦を弾くことが難しく,演奏が継続できなかった.

一方,立位では座位と比較して麻痺側前腕部をギター上面に固定でき,肩関節の空間保持を維持することが可能となり,弦を弾くことができた(図6).しかし,演奏を継続するにつれて,身体を上下左右に揺らしながらリズムを取るため,徐々に痙性が強くなり,肘関節の屈伸運動範囲が狭まることがわかった.また,肩肘関節の動きを体幹で代償するため,身体と合わせてギターの揺れも大きくなり,痙性がさらに強くなるという悪循環が生じてしまい,正確なストロークが行えなくなった.

そこで,身体の揺れを軽減させるために,もたれ立位での演奏を提案した(図7).腰部をもたれるような姿勢で演奏することで,演奏の妨げとなる代償運動を若干抑制することができた.しかし,肩甲帯から引き上げるような代償は抑制することができず,

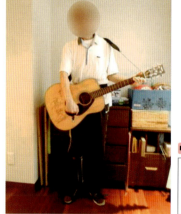

図8 ｜ もたれ立位でのギター演奏②
体幹の動きでギターがずれないように腰部にベルトを巻き，ベルトとギターを固定した．

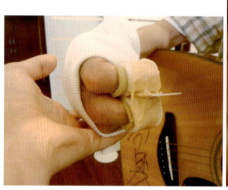
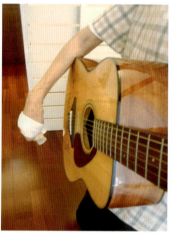

図9 ｜ スプリント材を利用した演奏用自助具
第2指と3指の二指間にピックを挟み，伸縮性バンドで手首から手指を覆うように固定．しかし，演奏を続けると音を出すことが難しくなった．

徐々にギターの位置がズレていく様子が認められた．これらの問題点を踏まえ，最終調整として，図8のように体幹の動きによってギターがずれないよう腰部にベルトを巻き，ベルトとギターを固定することとした．

5）自助具の作製

自助具作製に関しては，複数回の検討を要した．最初は，スプリント材を利用して，第2指・3指の近位指節間（PIP）関節から遠位指節間（DIP）関節に跨ぎ指フック状の自助具を作製した（図9）．この自助具は二指間にピックを挟み，伸縮性バンドで手首から手指を覆うように固定するものであった．しかし，演奏序盤はストロークが可能だったも

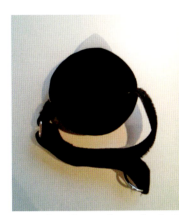 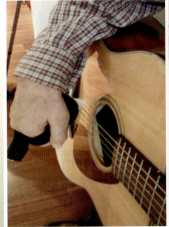 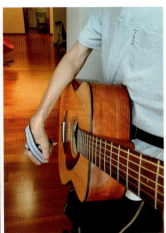

図10 | 手掌面でグリップできる球状のピックホルダー
自由にピックの差し込み位置や向きを変更できる球状のホルダー.

のの，徐々に痙性が強まると体幹からの代償動作が増え，肘関節屈伸運動範囲も狭くなり，前腕が回内して手関節が掌屈することにより，ピックの位置が合わず，音を出すことが難しくなった．

そこで，義肢装具士に相談し，手掌面でグリップできる形のピックホルダーを検討した．自由にピックの差し込み位置や向きを変更できる図10のような球状のホルダーを作製し，ベルクロで装具と手部を固定して，グリップを補助するようにした．そして，何度も演奏を繰り返しながらピックとベルクロの位置を検討した．

6）演奏曲の選択・演奏時間の検討

麻痺側上肢での運動速度の調整が難しいため，テンポの速い曲の演奏は困難だった．このため，病前に演奏していた曲のなかから，ゆっくりとした曲調で，リズムが4拍子の曲を選んだ．また4拍子に2回ストロークしているところを，筋緊張が亢進しても自身でコントロールできる範囲として，30秒間に10回程度で収まるよう，4拍子に1度とし，コード調整を行った（図11）．そして，「君といつまでも」「上を向いて歩こう」「高校三年生」「青い山脈」「津軽海峡冬景色」「東京音頭」の6曲の練習を行っていった．

練習当初は，姿勢の崩れや筋緊張のコントロールが行えず，継続してすべての弦をストロークして一定の音質を出し続けること，曲に合わせて強弱を調整することが難しい場面が見受けらた．しかし，姿勢の修正やストレッチによる筋緊張の緩和を図り，繰り返し演奏練習を行うなかで，ストロークも徐々に安定し，音の強さも調整できるようになった．

演奏時間に関しては，練習場面で耐久性を評価し，演奏会の公演時間は1時間とした．合わせて，現状の上肢機能において連続して演奏可能な時間や曲数を検討した．演奏会自体も，歌唱しながらの演奏は疲労感が強く，全身の緊張状態が高まるため，参加型と

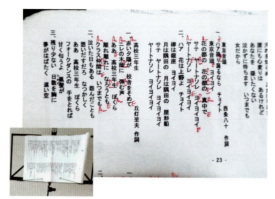

図11 ┃ 歌詞に合わせたコードを書き込んだ譜面
〔日本音楽著作権協会(出)許諾第180824057-01号〕

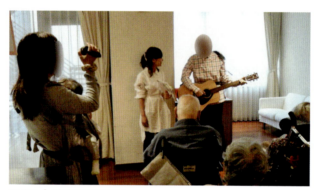

図12 ┃ 院内での演奏会

してスタッフや参加者に一緒に歌ってもらう形式を提案した．

7）演奏会の実施

　　作業療法で繰り返しギターの練習を行いつつ，リハ時間以外でも自主練習を実施するなど，Jさんは集中的にギター演奏の練習を行っていった．そして，退院前に最終目標としていた1時間の演奏会を入院患者やスタッフの前で行うことができた（図12）．Jさんは演奏会で，練習してきた6曲を上肢の緊張状態に合わせて2，3曲に1回のMCを挟みつつ，自身で上肢のストレッチを行い，上肢・手指の筋緊張を緩めるようにコントロールしながら演奏しきった（曲の中には，ゆっくりではあるが，病前同様4拍子に2回のストロークで演奏した曲もあった．）．

　　演奏会を無事終了したことで，達成感が得られたとともに，新しく見えてきた課題もあった．曲の合間にフリートークを行いながら，ストレッチで筋緊張の緩和を図ったが，会話に集中し過ぎてしまい，感情も徐々に高ぶってきたことで，ストレッチが不十分になり，筋緊張を落とせない様子が見受けられた．また，フリートークも早口になり過ぎて呂律が回らなくなる場面があった．

❹ 最終評価

　退院時のADL，IADLは，FIM：117点（運動：83点，認知34点）で，簡単な家事動作を含め，自宅内生活は環境を整えることで直接的な介助を必要としない状態にまで回復した．屋外活動も，自宅周辺での買い物や外食など，1人で行えるようになった．

　身体機能に関しては，運動麻痺は入院時と比べ，BRSが右上肢：Ⅲ，手指：Ⅲ，下肢：Ⅲと著しい変化は認めなかったが，肩関節周囲の固定性は改善し，共同運動パターン内の動きではあるものの随意的に動かせる範囲が拡大し，ギター演奏へと結び着けることができた．

　また，歩行の安定性が向上していた退院前において，不意にバランスを崩す様子が認められ，運動失調におけるフィードフォワード制御の問題が関係していることが示唆された．

❺ 今後の課題

　ギター演奏を積極的に開始したことで，麻痺側上肢・手指の痙性が強くなり，自身でのストレッチのみでは，筋緊張のコントロールや関節可動域の確保を行うことは難しい状態が見受けられた．このままギター演奏を続けていくと，さらに痙性が強くなり，ギター演奏が難しくなるだけでなく，疼痛出現や可動域制限など，二次的な機能障害へとつながっていくことが予測されたため，セラピストが徒手的に筋緊張の緩和を図り，状態の維持に努める必要があった．

　さらに，ボランティア活動に復帰するためにも，上肢機能を始めとした身体機能の維持が必要と考え，退院後のフォローとして訪問リハやデイサービスの利用を依頼し，情報提供を行った．また，当院においても，退院後も2か月に1回程度，ボランティアで演奏会を行っていただき，演奏状態の確認や状態に合わせた環境の再調整を行った．

❻ 退院後の生活

　JさんはADLが自立し，日中は1人で生活している．訪問リハやデイケアだけでなく，団地の麻雀クラブへの復帰も果たし，買い物や散歩など積極的に屋外へ出かけ，Jさん自身も努力を重ねている．演奏会は退院1年後も無事開催することができ，入院時に比べて落ち着いて演奏やトークを行えるようになり，課題であった筋緊張のコントロールも，曲間に話しながらのストレッチを行うなどの対応が可能となっていた．また，支持物なしの立位での演奏も過度な筋緊張亢進を認めず，ストローク回数も増えていた．当院以外でも，ボランティアとして，演奏会が行えているとのことであった（図13，14）．

❼ まとめ

　今回，Jさんがボランティア活動に復帰するという目標達成に近づけた理由として，大きく3つの要因を考えた．

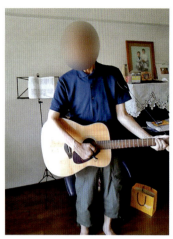

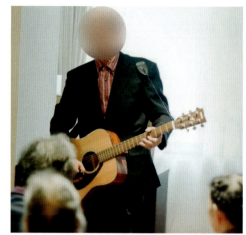

図13 | 退院10か月後のギター演奏

図14 | ボランティアでの演奏会

　1つ目は，入院時から脳画像をもとに機能障害の予後予測を立て，早期からチームでQOLの向上を視野に介入できたことである．ボランティア復帰を主目標とし，ギター演奏を含め，Jさんが退院後有意義な生活を送れるよう，必要な能力や解決すべき課題を明確化し，必要となる活動を具体的に設定していった．そして，それぞれの職種が必要な能力獲得に向け，役割分担し，ADL⇒IADL⇒QOLと段階的にアプローチを進展させることができた．問題解決にあたり，実際に自宅周辺や退院後の生活環境で練習を行い，自身の特技であるギターを直接用いて練習を行ったことはより実践的であり，重要であったと考える．

　2つ目は，ギターのコード変更は非麻痺側の動作であり，麻痺側での肘関節屈伸運動の出現範囲内でストロークが行えたため，自身で取りつけられる自助具の作製や環境調整で演奏が行えたこと．また，設定した環境下で，ギター演奏を繰り返し行うことで，正確にコードが弾けているかどうか，聴覚的なフィードバックが得られやすく，自身でも修正が容易であったことも，Jさんの運動学習に結びついたのではないかと考える．

　Jさんの上肢機能を考慮すると，ギター演奏の獲得は困難と予測され，アプローチに至らなかった可能性もあったと思われる．しかし，3つ目の要因として，何よりもJさん自身に強い希望と意思があり，重度の運動障害が残存しても諦めることなくリハに打ち込み続けたことが周囲を動かし，チームに一歩を踏み出す勇気を与えてくれた．さまざまな実践練習に挑戦し，結果ボランティア復帰という自身の目標と，QOLの向上が達成されたのだと感じている．

86歳男性　Kさん
理学療法の目標は，歩行獲得……なのか？

脳画像から「障害像」を考えてみよう

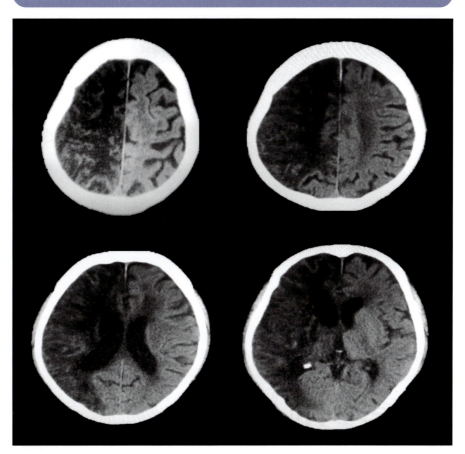

Hint
- 低吸収域が右半球全般に拡がっており，ほとんど機能していないのでは？
- 一方で，左大脳半球と，脳幹・小脳は残存している．

経過

1 患者とその背景

- 診断名：右大脳半球広範囲梗塞
- 既往歴：高血圧，狭心症
- 年齢・性別：86歳男性
- BMI：22.4（標準体型）
- 趣味：陶芸（受賞経験があるほどの腕前），生け花
- 病前：一人暮らしで家事全般まですべて自分で行っており，認知機能低下もない

2 発症からの経過（表1）

右内頸動脈狭窄に対して頸動脈ステント留置術を施行したが，術中に微小塞栓を生じたため内頸動脈領域の広範囲脳梗塞を認めた．翌日より理学療法，作業療法，言語療法開始．

発症時より覚醒状態は低く，運動麻痺はBRSで上肢：Ⅰ，手指：Ⅰ，下肢：Ⅰ．嚥下障害や左半側空間無視などの症状が強く出現していた．転院前には覚醒状態はJCS Ⅰ-2となっていた．

28病日に当院回復期リハ病棟へ転院．家族は前医で常食経口摂取や歩行の獲得は難しいとの説明を受けていたという．

表1 | 発症からの経過

発症後0病日	内頸動脈狭窄に対するステント術
1病日	意識障害，運動麻痺出現 内頸動脈領域の広範囲脳梗塞を認める
28病日	当院回復期リハ病棟入院
177病日	介護つき有料老人ホームに退院

3 入院時の状態

リクライニング車椅子で当院まで搬送された．

入院時より覚醒状態はGCSでE3，V4，M5と低く，ボーっとしていた．覚醒していても常に右を向いており，端座位では身体は強く左に傾いていた（図1）．左上下肢は弛緩性麻痺を呈しており，その認識もできていない様子であった．また，発話明瞭度も低く，声量も小さいため，円滑なコミュニケーションはとれなかった．基本動作はすべて全介助であり，寝返りを行うこともできなかった．

家族は入院時より退院後は介護つき有料老人ホームへ入所する方向性で検討を行っていた．施設での生活ではマンパワー的にも介助量は確保されているため，身体能力にかかわらず日常生活動作（ADL）に関しては成立する．このことを考慮すると身体機能の向上によるADL介助量の軽減はもちろん必要ではあるが，「本人らしくコミュニケーションを行い，尊厳を保って家族とかかわっていくことができるか」ということが今後の課題になると思われた．

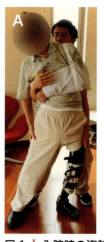
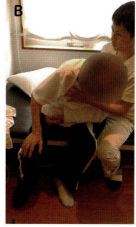

図1 | 入院時の姿勢
A：立位：強いpushing現象と半側空間無視を認める．
B：座位：右下肢で押し，左方向に倒れる．

画像の解釈と問題点の整理

　損傷側の脳溝は判別できないため，反対側で判別し左右反転した位置でおおよその損傷部位を判別した（**図2**）．

　内頸動脈は起始部から梗塞しており，灌流領域全体が損傷を受けている状態である．微小血栓が拡散したことで，梗塞像は完全な低吸収ではなく，モザイク状に写っている．しかしながらこれほど広範な損傷であれば神経線維の連続性は断たれていることが予測されるため，完全な内頸動脈梗塞として考えてもよいと思われる．

　大脳半球の興奮が維持されて初めて覚醒は維持される．しかし，その1/2が損傷を受けていれば，当然意識レベルは低下する．また，半球間抑制が機能せず，半球間の情報共有も困難となる．そのことは左半球の機能不全または過活動を引き起こす．意識レベルの低下は精神活動の基盤であり右半球の機能としての空間認知処理の障害をより強固にするとともに，左半球を含めた言語脳としての機能不全もきたす．覚醒低下や半球間の情報処理不全の結果として，重度の空間認知障害や言語の理解，発語の障害がないにもかかわらず文脈を無視した会話，注意・遂行機能障害など，さまざまな高次脳機能障害を生じてくると推測される．

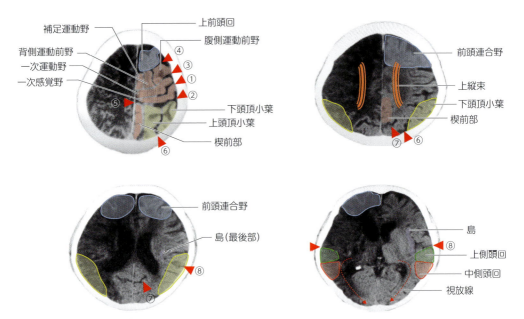

図2 | 損傷部位の判別
①中心溝, ②中心後溝, ③中心前溝, ④上前頭溝, ⑤縁溝, ⑥頭頂間溝, ⑦頭頂後頭溝, ⑧外側溝.

プロブレム・リスト

①一次運動野の損傷 → 運動麻痺
②補足運動野・運動前野, 大脳基底核の損傷 → 運動発現, 自己動作の減少
③一次感覚野の損傷 → 感覚脱失
④視放線の損傷 → 半盲
⑤下頭頂小葉, 上縦束Ⅱ, 前頭連合野の損傷 → 半側空間無視
⑥島後部, 楔前部, 補足運動野の損傷 → pushing, 姿勢定位障害
⑦上頭頂小葉, 上縦束Ⅰの損傷 → 身体失認
⑧前頭連合野(9, 10, 46野)の損傷 → 全般性注意障害, 運動維持困難, 遂行機能障害
⑨中側頭回の損傷 → 距離感のズレ, 視覚対象の運動への反応遅延(運動視)
⑩島前部の損傷 → 排尿・排便のコントロール障害

臨床像と画像の読み合わせ

　運動麻痺や高次脳機能障害はおおむね脳画像と一致した症状を呈しており, Kさんは, 半盲や感覚脱失を伴う強い身体失認と半側空間無視を併せもった症例であった.

　図3に示した右半球の機能局在でみると, Kさんは視覚野以外のほとんどの皮質に障害をもっており, 視放線の損傷によって半盲も出現していた. また, 一般的に右半球損傷で生じやすい多くの高次脳機能障害がみられた. 機能的な残存部位は左大脳半球と中脳以下の脳幹のみであった.

　以下に各症状別に考察を示す.

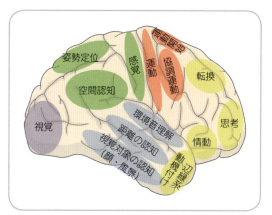

図3｜右半球の機能局在

① 運動機能

　運動面において，Kさんは一次運動野と皮質脊髄路線維の広範囲の損傷にって重度弛緩性麻痺を呈し，また，補足運動野や運動前野の障害に伴う大脳-小脳系運動ループの損傷により，いわゆる運動失調のような協調運動障害，運動発現にかかわる障害も包含していることが推測された．しかし，強い運動麻痺の存在により，これらの症状は前景に現れていないと考えられた．

② 大脳基底核とのかかわり

　筋緊張の面では，筋緊張を低下させる機能を有する基底核系の筋骨格運動ループと，筋緊張を亢進させる機能をもつ大脳小脳連関の運動ループの双方が障害されていることから，極端に筋緊張の亢進がみられることはなかった．その一方で，手指や足部など，四肢遠位には比較的筋緊張の亢進がみられ，逆の肩関節や股関節周囲は筋緊張が低下しており，肩関節亜脱臼も認められた．

　これらの現象を基底核ネットワークと運動の発現および筋緊張の関係から考える（**図4**）．

　大脳皮質から基底核，視床，再び大脳皮質へと向かう筋骨格運動ループは主に運動の多寡や発現にかかわり，基底核・視床から中脳，脊髄へと下行していく線維は直接的に筋緊張コントロールを行っている．しかし，Kさんの場合，基底核と大脳皮質の損傷が強いため，筋骨格運動ループにおける視床から大脳皮質への投射線維も障害され，運動の発現が減少し，自己動作の減少をきたしたと考えられる．また，筋緊張については，基底核が強く障害されている一方で，視床とその下位連絡は残存しているため，筋緊張の亢進系が強く働き，四肢遠位の筋緊張が亢進していたと考えられる．

③ 非麻痺側≠健常側

　非麻痺側は"健常側"とはいえない．大脳半球からは内側運動系である同側性下行路が

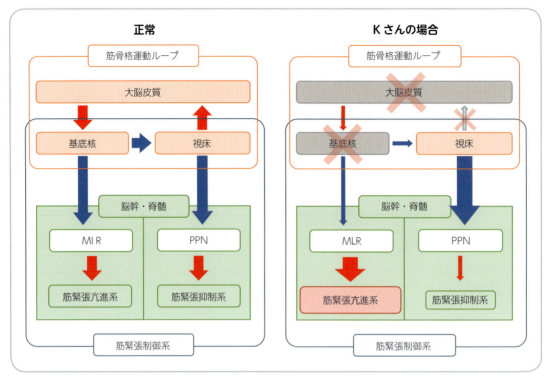

図4 ｜ 基底核ネットワークの損傷と運動発現，筋緊張の関係
Kさんは大脳皮質と基底核の損傷が強いため，以下の現象が起きたと推測される．
①筋骨格運動ループの視床から大脳皮質への投射線維が障害→運動の発現が減少．
②基底核が強く障害される一方で，視床とその下位連絡は残存→四肢遠位の筋緊張が亢進．
MLR：中脳歩行誘発野，PPN：脚橋被蓋核．

出ており，その1つが皮質橋網様体路である．皮質橋網様体路は補足運動野から起始し，橋網様体でシナプスを形成し，脊髄前角のα運動ニューロンとγ運動ニューロンへ投射することで，体幹や四肢近位筋の先行随伴性姿勢制御にかかわるとされている（図5）．同側性下行路である皮質橋網様体路が障害された場合，その症状は非麻痺側に出現することとなる．

　右半球に広範な損傷を負ったKさんは，皮質橋網様体路も障害されており，立位動作や歩行において麻痺側上下肢を動かそうとするとき，その支えとなる非麻痺側の基本姿勢を十分にセッティングすることができないことが考えられた．

❹ 半側空間無視

　Kさんの半側空間無視は，下頭頂小葉と上縦束・前頭連合野の損傷が認められることから，知覚型と遂行型が重複していると思われた．
　また，空間性注意は受動的注意と能動的注意に分けられ，能動的注意とは簡単にいえば目的指向的に空間に対して自ら探索していくものであり，受動的とは空間上の刺激に対して受動的に反応し注意を向けるものとされる．能動的注意に関する神経連絡は両半球の背側前頭-頭頂連合野のかかわる背側ネットワークが関与し，受動的注意は背側注

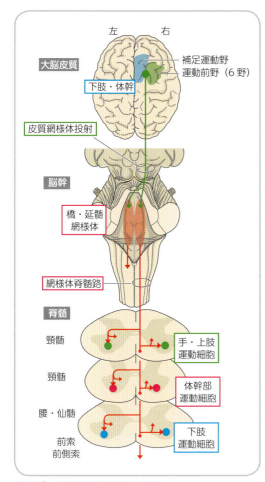

図5 | 皮質橋網様体路の経路

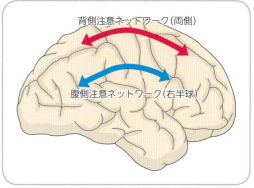

図6 | 背側注意ネットワークと腹側注意ネットワーク

意ネットワークと右半球の下前頭前皮質や角回縁上回周辺のかかわる腹側注意ネットワークに関与すると報告されている（図6）．

これらを踏まえると，Kさんの空間認知の拠り所は左半球の能動的注意による代償であると考えられる．たとえば，Kさんのような症例では，「左見て！　左見て！」と言うだけではなく，左空間を捉えられる"姿勢"を整えることが必要となる．

また，視覚の問題は単なる半側空間無視のみでなく，中側頭回の障害による視覚対象との距離や動きの把握しづらさにも起因していることが考えられる．

前頭連合野の障害による非空間性注意障害もリハを行ううえで，大きな阻害因子となる．Kさんの場合，これらの問題が，運動維持困難，集中力不足という形で現れていた．

❺ Pushing 現象

Kさんにおいて特記すべき症状として，重度のpushing現象と半側空間無視を原因とした座位・立位姿勢の傾き，右方向への注意過多による会話の困難さや食事の介助量の増大，座位離床時間の減少があげられる．

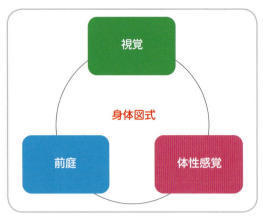

図7｜姿勢を決定する構成要素

　Pushing現象と半側空間無視はそれぞれ別の機序として症状が出現するといわれているが，互いの症状を相乗効果的に強めていることが予想された．Pushing現象は一般的に時間経過とともに軽減していくとの報告もあるが，その一方で，内頸動脈梗塞などの広範囲梗塞では非常に遷延しやすいとの報告もある．ここから脱却するには，空間性注意の均等化とpushing現象の改善が必要と考えられた．

　Pushing現象の要素として問題なのは，立位では非麻痺側下肢に，座位では坐骨に体重をかけることができず，強く抵抗を行うことによりさらに抵抗方向に注意過多となっていく悪循環が起きる点があげられる．

　Kさんの姿勢を修正していこうと考えたとき，姿勢を決定する構成要素は視覚，前庭，体性感覚であるが(図7)，このうち，視覚，前庭，麻痺側の体性感覚は強く障害を受けている．一方，残存している機能は非麻痺側の体性感覚と，その感覚情報にもとづく非損傷半球の前頭-頭頂ネットワークにおける姿勢認知処理であるといえる．かつ，入力されてくる空間はエラー情報であるため，能動的に姿勢を動かし体性感覚を求めていくような手続きが必要となる．

※　　　　※　　　　※

　以上を踏まえ，Kさんに対しては，残存する左半球の前頭葉の機能に働きかけ，能動的・意識的な空間への注意を促していくことと，姿勢制御を強化していくことをポイントにあげ，リハを行っていった．

実際のリハビリテーションとその結果

　Kさんに対する理学療法の役割は，単に"歩行を獲得する"ことではないと考え，リハに臨んだ．

　Kさんは右半球の損傷により左空間への注意を向けることができず，半球間抑制が効かないために右への過剰注意が生じ，姿勢がさらに崩れるという悪循環のなかにあっ

た．このような姿勢では環境に注意を向けて積極的にコミュニケーションを取ったり，自分で食事を摂ったりすることは不可能である．Kさんの人間的な社会復帰を目指すうえで，いかに姿勢定位，空間認知の改善を行えるかが鍵となると考えた．

1 長下肢装具の選定

入院当初にオーダーメイドの長下肢装具（KAFO）を作製した（図8）．膝継手は膝伸展の制限がないことからリングロックとした．

また，足継手は①運動野領域とその経路に広範囲の障害を認めていることに加え，86歳と高齢であることから運動麻痺の回復が期待しにくく，ゲイトソリューションの効果的な活用が難しいこと，②立位練習において直立姿勢を学習する必要があり，足関節底背屈0°固定の設定にしてトレーニングを行うことができることなどから，内外側ともにダブルクレンザックを選択した．

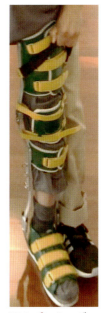

図8 ｜ オーダーメイドの長下肢装具

2 理学療法

1）視覚的フィードバック

Pushing現象のアプローチとして姿勢鏡，垂直物の使用など視覚的フィードバックの効果の報告も多く，Kさんにも同様のアプローチを実施した．しかし，効果を得ることはできず，理由としては以下のことが考えられた．

・注意障害，運動維持困難により，課題に集中することができなかったこと．
・自覚的視覚的垂直認知（subjective visual vertical；SVV）の偏位により視覚での垂直判断がうまく行えなかった可能性．

2）非麻痺側からの能動的姿勢制御

Pushing現象のある患者では非麻痺側下肢へ垂直に荷重をかけることが難しい．特に他動運動に対しては強く抵抗が生じる．このため，pushing現象を呈する患者に対しては，まず体重をかけて姿勢を維持するという経験が必要となる．

Kさんのケースでは，KAFOを装着して非麻痺側から肩を組むように立位介助を行い，セラピストに骨盤を接するように指示した（図9）．

3）座位での非麻痺側への足底荷重練習

非麻痺側下肢座位姿勢の学習を行うため，座位での非麻痺側への足底荷重練習を行った．介入のポイントとして，pushing現象が強い症例では，座面が低いほうが下肢の外転伸展は抑制されやすい．また，荷重が行えるようになってきたら座面を上げ，起立練習へとつなげていく（図10）．

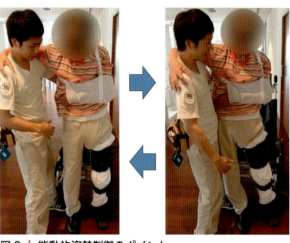

図9 | 能動的姿勢制御のポイント
①患者本人に能動的に動作を行ってもらうようにする(他動的に修正しようとしても抵抗が強くなってしまう)
②非麻痺側の体幹を伸張位に保持する
③麻痺側と非麻痺側の重心移動を反復する

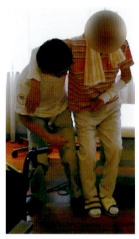

図10 | 足底荷重練習から起立練習へ
座位による足底荷重ができるようになったら,立位練習と同様に非麻痺側から肩を組み,起立練習へとつなげていく.

4）歩行練習

非麻痺側下肢へ荷重が行えるようになってから,積極的に歩行練習を行った.歩行練習の目的は,麻痺側下肢からの非陳述性深部感覚情報を脳幹・小脳に伝達し,脊髄小脳系回路での体幹と左右下肢筋緊張の促通を図ることにある.

Kさんのようにpushing現象を伴うケースでは,以下の2つのパターンをとることが多い.
①麻痺側の立脚期に骨盤が後退し股関節伸展が得られないパターン.
②非麻痺側立脚期に骨盤の水平移動に伴う体重移動が行えず,体幹が前傾して非麻痺側へ側屈するパターン.

このため,介助者(セラピスト)はKさんと密着して,体幹を垂直位に保持したまま,非麻痺側の前足部まで十分に重心移動することを意識する必要があった(図11).非麻痺側の立脚が正しく行えると,麻痺側の振り出しは容易になり,立脚期につなげやすい.

③ リハビリテーションの結果とその後

上記のようなリハの結果,Kさんは起き上がりや移乗には介助が必要であり,歩行の獲得はできなかった.しかしながら,座位は図12のように正中位で保持が可能となり,まっすぐ前を向いていられるようにもなった.このことによって,食事の際に姿勢が崩れることなく,左空間のものも忘れず食べることができるようになった.

普段のコミュニケーション場面においても,左右どちらにいる人とも会話が行えるようになり,話し方も右半球損傷患者特有の取り止めのないような会話ではなく,落ち着いて会話ができる状態となった.これは左空間の認識が行えるようになったことで,言語脳としての左大脳半球の過活動の抑制が効くようになったためではないかと推測される.

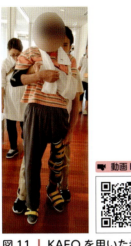

図11 | KAFOを用いた歩行練習

体幹を垂直に保持し，非麻痺側の前足部まで十分に重心移動を意識しながら歩行練習を行う．

動画 K-3

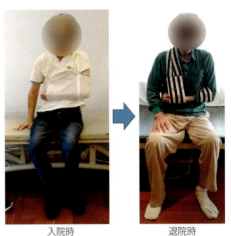

入院時　　退院時

図12 | 座位保持の入退院時の比較

退院時には正中位の保持が可能となり，まっすぐ前を向いていられるようになった．

表2 | 入院時と退院時の評価の比較

評価		入院時	退院時
GCS		E3, V4, M5	E4, V5, M6
BRS		上肢Ⅰ，手指Ⅰ，下肢Ⅰ	上肢Ⅱ，手指Ⅱ，下肢Ⅱ
SIAS	触覚，位置覚	0, 0	0, 0
	視空間認知	0	3
半側空間無視		重度	一部改善
半盲		＋	＋
MAS		肘1，足部1	肘2，足部1＋
Trunk control test		0/100	12/100（座位で加点）
SCP		6	1
FIM	合計	20点（運動13点，認知7点）	51点（運動28点，認知23点）
	歩行	1	1
	食事	1（経鼻経管栄養）	5（常食経口摂取）

入院時と退院時の評価の比較を表2に示す．

1）退院後

退院後2年が経過し，Kさんのもとへ訪問させていただいた（図13）．

Kさんは車椅子中心の生活ではあったが，真っすぐ座り，左側に立つ私のほうへ笑顔を向けてくださった．退院後も寝たきりとならず，離床して過ごしてくださっていることがうかがえた．

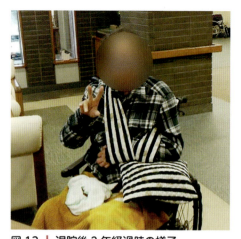

図13 | 退院後2年経過時の様子
車椅子中心の生活であったが，座位は正中位を保持し，左側を向いてピースサインで応じてくださった．

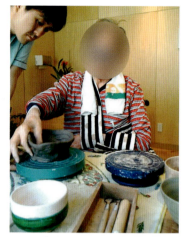

図14 | 趣味の陶芸を楽しむ
顔が作品の方向に向き，真剣な表情で作品に向き合っていた．

2）趣味の陶芸

　Kさんの病前の趣味は陶芸であった．**図14**は当院の陶芸棟で陶芸をしている様子で，退院後2年を経過した時期の様子である．

　標準型車椅子に座っているが，座位姿勢は正中位で真っすぐ坐骨座りをしていた．そして，何より顔が作品に向き，集中している様子がうかがえる．**図13**のような笑顔のみでなく，時には真剣な顔で集中するなど，感情豊かに環境と向き合い，適応している様子が伝わってきた．

　Kさんは劇的な身体能力の回復を認めたケースではなかったが，人間的復権を果たした症例であると思える．

参考文献

1) 高草木薫：大脳基底核による運動の制御．臨床神経学 49：325-334，2009
2) 高草木薫：大脳皮質・脳幹-脊髄による姿勢と歩行の制御機構．脊髄外科 27：208-215，2013
3) 高草木薫：運動麻痺と皮質網様体投射．脊髄脊椎ジャーナル 27：99-105，2014
4) Buschman TJ, et al：Top-down versus bottom-up control of attention in the prefrontal and posterior parietal cortices. Science 315：1860-1862, 2007
5) Corbetta M, et al：Control of goal-directed and stimulus-driven attention in the brain. Nat Rev Neurosci 3：201-215, 2002
6) 森岡周：半側空間無視のメカニズム．理学療法ジャーナル 51：855-863，2017
7) 竹中隆司：注意の脳内ネットワーク．Clinical neuroscience 35：938-940，2017
8) 網本和：傾いた垂直性—Pusher現象の評価と治療の考え方．HUMAN PRESS，2017
9) 鈴木誠，ほか：Pusher現象における視覚的手掛かり刺激の有用性．作業療法 22：332-341，2003
10) 網本和：Pusher現象の評価とアプローチ．理学療法 23：118-121，1996

索引

欧文

AFO　118, 141, 147, 173
anterior nuclear group（A）　17
anticipatory postural adjustment（APA）　114
arcuate fasciculus（AF）　9
automatic postural response（APR）　116
buckling knee pattern　121
central pattern generator（CPG）　51
centromedian nucleus（CM）　17
cerebellar cognitive affective syndrome（CCAS）　10, 37, 52
cingulum　10
extension thrust pattern　121
habenula　18
IADL 練習　186
inferior longitudinal fasciculus（ILF）　9
intraminar nuclei（IL）　17
KAFO　118, 145, 172, 184, 203
lateral dorsal nucleus（LD）　17
lateral geniculate body（LG）　13
lateral posterior nucleus（LP）　17
lateral thrust　119
medial geniculate body（MG）　14
mediodorsal nucleus（MD）　17
parafascicular nucleus（PF）　17
parieto-insular vestibular cortex（PIVC）　16
posterior nuclear complex（PO）　18
pulvinar（Pul）　17
pushing 現象　7, 113, 172, 201
semi-KAFO　147, 173
SLFⅠ　9
SLFⅡ　9
SLFⅢ　9
subject haptical verticality（SHV）　115
subject postural verticality（SPV）　115
subject visual verticality（SVV）　115
subjective visual vertical（SVV）　16, 203
superior longitudinal fasciculus（SLF）　9
thalamic astsia　16
thalamic reticular nucleus（TR）　18
thalamus　13
uncinate fasciculus　10
ventral anterior nucleus（VA）　16
ventral lateral nucleus（VL）　16
ventral posterior nucleus（VP）　13
ventral posterolateral nucleus（VPL）　13
ventral posteromedial nucleus（VPM）　13
ventro-oralis intermedius（Vim）　16
what 経路　5
where 経路　5

和文

アテトーゼ　24
アントン症候群　7

意識障害　61
異常行動　79
一次聴覚野　80
易怒性　92, 101
意欲・発動性の低下　5, 69

ウェルニッケ失語　93
運動記憶　176
運動失調　10, 65, 71, 130, 181, 199
運動視の障害　5
運動性失語　140, 166
運動性中枢核　23
運動発現にかかわる障害　199
運動麻痺　128, 132, 166, 169
運動無視　5
運動ループ　10, 25, 28, 35, 50, 103, 130, 142

嚥下障害　114
延髄　47
延髄外側症候群　50
延髄網様体脊髄路　51

お

横橋線維　130
嘔吐　102, 104
悪心　102, 104
音韻性錯語　93

か

外側溝　2
外側膝状体　13
外側脊髄視床路　131
外側・内側後脈絡叢動脈　19
外側皮質脊髄路　51
外転神経　54
外転神経核　59
海馬　113
外泊練習　186
外腹側核　16, 23
外包　8
下オリーブ核　50
下行性伝導路　51
下視床脚　19
家事動作練習　186
下縦束　9
下小脳脚　33, 52, 59, 133
肩関節亜脱臼　199
滑車神経　54
顆粒層　33
感覚性失語　166
感覚脱失　198
眼窩前頭前野　5
眼球運動の異常　16
眼球運動ループ　26, 142
眼球外転運動の障害　59
眼球の斜偏位　16
喚語困難　91, 93, 141

感情コントロール障害　92
感情失禁　113, 163
観念運動失行　6, 163
観念失行　6, 92
顔面神経　55
顔面麻痺　132, 181

き

記憶　69
基底核系ネットワーク　10
企図振戦　65
記銘力低下　113
脚橋被蓋核　23
球状核　33, 104
弓状束　9
旧小脳　33
橋　47
強化学習　117
協調運動障害　199
　──, 下肢の　59
協調性運動障害　128, 130
橋尾側の損傷　132
橋網様体脊髄路　51
筋緊張異常　170
筋緊張亢進　114

く

空間的定位の障害　6
くも膜下出血　79, 151, 163

け

痙性　191
ゲルストマン症候群
　　6, 91, 163, 167

こ

構音障害　114, 182
後外側核　17
後外側腹側核　13
後核群　18
口腔機能低下　182
後交通動脈　19
後索系　51
後視床脚　19
高次脳機能障害　69, 91, 197
鉤状束　10, 83
構成障害　163
後脊髄小脳路　51, 133

後大脳動脈(PCA)　2, 19
後頭橋路　49
後頭葉　7
後内側腹側核　13
後腹側核　13
交連線維　8
小刻み歩行　24
呼吸機能の低下　182
黒質　22
黒質緻密部　23
黒質網様部　23
固執　92
古小脳　33
骨盤 sway　119
コンディショニング　63

さ

左橋出血　127
錯語　6, 93, 163, 171
錯文法　6
サッケード　18, 26
三叉神経　55

し

視覚系ネットワーク　11
視覚経路　2
視覚性運動失調　5
自覚性視性垂直位　16
視覚性失認　6
視覚的・空間的注意の障害　5
自覚的視覚的垂直認知　203
自覚的視覚的垂直判断　115
自覚的姿勢的垂直判断　115
自覚的触覚的垂直判断　115
視覚的フィードバック　203
視空間失認　5
視床　13, 84
　──の血管支配　19
視床灰白隆起動脈　19
視床下核　22, 23
歯状核　34, 71
視床下部　18
視床膝状体動脈　19
視床上部　18
視床性失立症　16
視床穿通動脈　19
視床枕　17
視床皮質路　8

視床腹側中間核　15
視床放線　19
視床網様核　18
ジストニア　24
姿勢異常　23
姿勢・身体図式障害　6
姿勢制御障害　131, 168
姿勢定位障害
　　6, 11, 114, 166, 168
膝関節内反　119
失語　6, 69, 163
失行　91, 154
失算　91
失書　91
室頂核　33
失読　6
失読症状　164
自動的な姿勢反応　116
視放線　8, 82
ジャーゴン　91, 151, 163, 171
社会行動障害　92
斜視　55
重度失語症　163
重度の運動麻痺　180
重度の右片麻痺　140
使用依存可塑　176
上丘　23
上行性伝導路　51
上視床脚　19
上縦束　9
上縦束Ⅱ　80
上縦束Ⅲ　80
上小脳脚　33, 71, 133
上小脳脚交叉　130
情動障害　170
衝動性眼球運動　18, 26
小脳核　33, 53
小脳脚　33, 47, 50, 52, 133
小脳系のネットワーク　33
小脳出血　59, 100
小脳症状　16
小脳性構音障害　104
小脳性失調　52
小脳性認知情動症候群(CCAS)
　　10, 28, 37, 52, 70, 103, 114,
　　130, 166
小脳の内部構造　33
小脳白質　33

小脳皮質　33
新小脳　33
振戦　24
身体失認　198
深部感覚重度鈍麻　141

随意運動の障害　114
遂行機能・計画性・判断力の低下
　　5
遂行機能障害　92, 170, 197
錐体路　50
髄板内核群　17
スキル学習　176
すくみ足　24

正中中心核　17
正のフィードバック　95
赤核　50
赤核脊髄路　131
脊髄視床路　51
脊髄小脳　33
脊髄-小脳系システム　133
脊髄小脳神経回路　35, 103
脊髄小脳路　51
舌咽神経　56
前核群　17
前交連　9
前視床脚　19
全失語　171
栓状核　33, 104
線条体　22
前脊髄小脳路　131
前大脳動脈（ACA）　2, 27
前庭系　50
前庭小脳　33
前庭小脳回路の障害　103
前庭-小脳系システム　134
前庭小脳神経回路　35
前庭神経核　59
前庭皮質　80
前頭橋路　49
前頭前野ループ　27, 67
前頭葉　2, 69, 71
前頭葉症状　92, 114, 130
全般性注意障害　69, 92
前皮質脊髄路　51

前腹側核　16, 23
前部帯状回　5
前脈絡叢動脈　2, 27
全盲　113

装具　120
造語　6
操作の障害　5
相貌失認　6
側坐核　23
測定異常　65
側頭橋路　49
側頭葉　6
足部内反尖足　170
束傍核　17
側方動揺　119

体幹失調　102, 104, 128
帯状回　5, 69
帯状束　10
体性感覚障害　114
大脳基底核　10, 22
　──の出力核　23
　──の内在核　23
　──の入力核　23
大脳脚　46
大脳小脳　33
大脳-小脳系システム　130
大脳小脳神経回路
　　10, 35, 69, 103
大脳半球への血液供給　2
大脳皮質　2
手綱　18
脱抑制　92, 105
多弁　152
短下肢装具
　　66, 118, 135, 141, 173
淡蒼球　22, 113
淡蒼球外節　23
淡蒼球内節　23

地誌的記憶障害　6
地誌的障害　5
中位核　104
注意集中・注意制御機能の低下
　　5
注意障害　130, 170
注意・遂行機能障害　197
中小脳脚　33, 52, 71, 133
中心溝　2
中枢性運動パターン発生器
　（CPG）　51, 120, 144, 172
中枢性麻痺　55
中大脳動脈（MCA）　2, 27
中大脳動脈破裂　151
中脳　46
聴覚野　80
長下肢装具　63, 118, 129, 145,
　　172, 184, 203
聴放線　8, 80
陳旧性脳梗塞　113

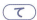

ティルトテーブル　63
手順の誤り　163

島　7
動眼神経　54
動作の誤学習　170
投射線維　8
動静脈奇形　59
頭頂橋路　49
頭頂後頭溝　2
頭頂-頭部の前庭皮質　16
頭頂葉　5
島皮質　80
動脈瘤破裂　163
同名半盲　7
突進現象　24

内頸動脈　27
内耳神経　56
内側膝状体　14
内側毛帯　50, 131
内包　8, 19
内包後脚　113

二次聴覚野　82
認知機能障害　23, 24, 52
認知症状　166

209

認知ループ　10, 28, 37, 50, 103, 117, 130, 142

の

脳幹　45
　──の伝導路　51
脳梗塞　180
　──, 脳血管攣縮後の　151
脳神経核　53
脳梁　9

は

パーキンソン病　24
背外側核　17
背外側前頭前野　5
背側視覚経路
　　　7, 11, 95, 116, 153
背側注意ネットワーク　200
背内側核　17, 23
廃用　169
発語量低下　5
発動性の低下　5
パペッツ回路　83, 167
バランス障害　102, 104
バリズム　24
半球間抑制　197
半側空間無視
　　　6, 11, 85, 152, 198
半側身体失認　6
半盲　198

ひ

鼻咽腔閉鎖機能不全　182
被殻　23
　──の血管支配　27
被殻出血　27
非空間性注意障害　201
膝折れ　104, 129
皮質核路　49, 130
皮質間ネットワーク　8
皮質橋網様体路　120, 200

皮質橋路　50, 130
　──の損傷　132
皮質脊髄路　8, 49, 50, 51, 130
　──の損傷　132
皮質網様体路　51
皮質聾　6
尾状核　23
左動眼神経麻痺　163
左頭頂葉皮質下出血　91
左同名半盲　79, 85
左半側空間無視　79, 85
左被殻出血　140
病態失認　6

ふ

フィードフォワード障害
　　　114, 120, 166, 167
複視　55, 104
腹側視覚経路
　　　7, 12, 64, 95, 116, 154
腹側淡蒼球　23
腹側注意ネットワーク　201
腹側被蓋野　23
不随意運動　23
物体視の障害　154
舞踏運動　24
プルキンエ細胞層　33
ブロードマン41野　82
ブロードマン42野　82
ブロードマン脳地図　4
分子層　33
分配性・選択性注意障害
　　　163, 170

へ

辺縁系ループ　27, 142
扁桃体　69, 113

ほ

ホイブナー反回動脈　27
放線冠　8

歩行障害　23
歩行不安定性　85
保続　163, 171

ま，み

末梢性麻痺　55
右口角の下垂　132
右側頭葉脳内出血　79
右大脳半球広範囲梗塞　196
右同名半盲　163, 166
右軟口蓋麻痺　182
右半側空間失認　92
ミラーニューロンシステム
　　　165, 172

む

無関心　5
無感動　5

め

迷走神経　56
めまい　102, 104

も

網様核　84
網様体　131
問題行動　102

や，よ

ヤコブレフ回路　83
抑制力の低下　5
予測的姿勢制御（APA）　114
　──の障害　167

れ

連合線維　9

わ

ワーキングメモリーの障害　170
ワーキングメモリー能力の低下
　　　92